守护健康

学会吃！快速调理
肠胃病

胡维勤 ◎主编

黑龙江科学技术出版社

HEILONGJIANG SCIENCE AND TECHNOLOGY PRESS

图书在版编目（ＣＩＰ）数据

学会吃！快速调理肠胃病 / 胡维勤主编. -- 哈尔滨：
黑龙江科学技术出版社，2018.1
（守护健康）
ISBN 978-7-5388-9434-9

Ⅰ.①学…　Ⅱ.①胡…　Ⅲ.①胃肠病－食物疗法
Ⅳ.①R247.1

中国版本图书馆CIP数据核字(2017)第304467号

学 会 吃 ！ 快 速 调 理 肠 胃 病

XUE HUI CHI！KUAISU TIAOLI CHANGWEIBING

主　　编	胡维勤	
责任编辑	闫海波　张云艳	
摄影摄像	深圳市金版文化发展股份有限公司	
策划编辑	深圳市金版文化发展股份有限公司	
封面设计	深圳市金版文化发展股份有限公司	
出　　版	黑龙江科学技术出版社	
	地址：哈尔滨市南岗区公安街70-2号　邮编：150007	
	电话：（0451）53642106　传真：（0451）53642143	
	网址：www.lkcbs.cn	
发　　行	全国新华书店	
印　　刷	深圳市雅佳图印刷有限公司	
开　　本	685 mm×920 mm　1/16	
印　　张	13	
字　　数	180千字	
版　　次	2018年1月第1版	
印　　次	2018年1月第1次印刷	
书　　号	ISBN 978-7-5388-9434-9	
定　　价	39.80元	

目录 CONTENTS

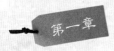 **肠胃有多好，身体就有多棒**

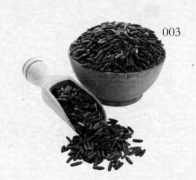

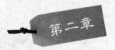

常见肠胃病的饮食调养法

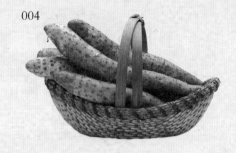

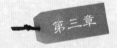

第三章　不同人群肠胃病调理

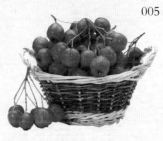

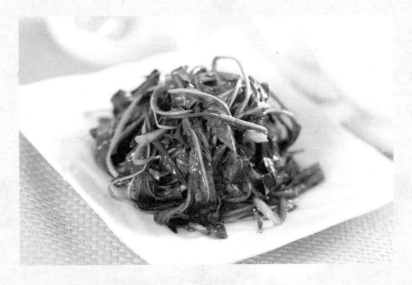

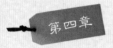

39 种健胃养肠食物，让您的肠胃更健康

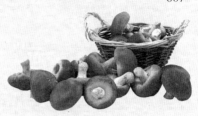

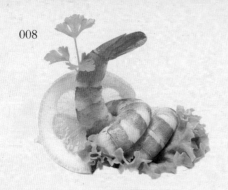

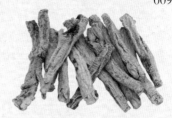

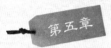 **第五章**

常见健胃养肠中药材，
让您的肠更健康

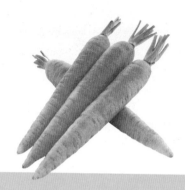

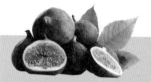

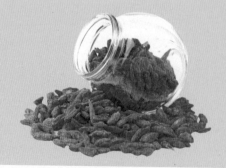

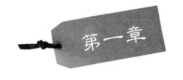

第一章

肠胃有多好，
身体就有多棒

肠胃消化系统主要包括胃、大肠和小肠，它们的位置、结构、功能均不同。养好肠胃乃健康之本，而忽视肠胃健康就会导致各种肠胃病的发生。

据统计，肠胃病总发病率约占人口的20%。肠胃病会引起腹泻、头眼发昏、贫血、脱发、耳鸣等症状，严重影响患病人群的生活质量。可以说，肠胃有多好，身体就有多棒，生活就有多幸福。

一、胃的生理特征与生理功能

1. 胃的生理特征

胃的运动：食物从口腔进入胃中，在胃内经过储藏、混合、搅拌以及有规律地排空，这主要是由胃的肌肉运动参与完成的。胃的蠕动波起自于胃体而通向幽门，由于胃窦部肌层较厚，这也增强了远端胃的收缩能力，从而幽门发挥了括约肌作用，调控食糜进入十二指肠。

胃的分泌：胃腺分泌胃液，正常成人每日分泌量为1500～2500克，胃液的主要成分为胃酸、胃酶、电解质、黏液和水。胃液分泌分为基础分泌（或称消化间期分泌）和餐后分泌（即消化期分泌）。基础分泌时胃液基础分泌量很少，酸度低；餐后胃液分泌明显增加，而食物是胃液分泌的自然刺激物。

2. 胃的生理功能

储纳食物：当人体咀嚼和吞咽食物时，通过咽、食管等感受器的刺激，可以反射性地通过迷走神经的作用，引起胃体、胃底的舒张，使胃容纳和暂时储存吃进去的食物。

消化食物：当人们见到食物时，大脑迷走神经中枢就会发生冲动，促进胃酸的分泌和胃蠕动。食物进入胃后，其机械性和化学性刺激均能使胃壁迷走神经末梢释放出乙酰胆碱，而后者又刺激胃壁细胞的相应受体使胃酸分泌；进入的食糜扩张胃窦，其所含蛋白质消化产物，以及迷走神经的刺激均能使胃窦的胃泌素细胞释出胃泌素，通过血循环刺激胃壁细胞的相应受体而分泌胃酸。

防御功能：胃的黏膜屏障、胃酸、分泌型免疫球蛋白IgG、IgA以及淋巴组织等，可防止病原微生物及异物的侵入。

杀灭病菌：胃液中的胃酸能杀灭随食物进入胃中的病菌，减少胃肠管疾病。

二、胃健康的标准及自我检测

1. 胃健康的标准

我们通常认为，肠胃疾病是百病的源头，因为肠胃的病变会损坏胃肠管的功能，影响机体对食物营养的吸收，从而使各个器官缺乏足够的营养成分供应，引发功能的衰退和病变。

临床和调查表明，亚健康以及患病人群，几乎都是首先出现肠胃的亚健康状态或患肠胃病的。养好胃，就是健康之本。那么什么样的胃才是"健康的胃"呢？

对"健康的胃"的理解，可以通过排除的方式来定义。首先，胃健康的根本就是不会经常受到各种胃部不适（包括胃酸、胃痛、胃胀、上腹痛、恶心呕吐和食欲不佳等）的困扰。其次，胃健康是指不患各种肠胃疾病，包括急性胃炎、慢性胃炎、胃癌、胃出血以及胃下垂等。

只有肠胃健康才能拥有真正的健康，所以我们应该从生活的每一次小运动、每一个饮食小习惯开始培养，爱护我们的胃。

2. 自我检测胃是否健康

压力测试题			
测试问题	您的答案	答案得分	您的选择（可在此处打 √ ）
Q1：您是否有过胃部泛酸的感觉？	从不	0分	
	1~2次／每月	4分	
	1~2次／每周	8分	
	3~5次／每周	12分	
	6次以上／每周	16分	
Q2：您是否有过上腹部疼痛或上腹部不适的感觉？	从不	0分	
	1~2次／每月	2分	
	1~2次／每周	4分	
	3~5次／每周	6分	
	6次以上／每周	8分	

压力测试题			
Q3：您有无腹胀现象？	无	0分	
	1~2次／每月	2分	
	1~2次／每周	4分	
	3~5次／每周	6分	
	6次以上／每周	8分	
Q4：您是否心窝部经常有烧灼不适感？	无	0分	
	1~2次／每月	4分	
	1~2次／每周	8分	
	3~5次／每周	12分	
	6次以上／每周	16分	
Q5：您是否有咽喉炎，每年发作频率多少？	从不	0分	
	有／偶尔	2分	
	有／经常	4分	
	有／长期	6分	
Q6：您的慢性咳嗽经药物治疗后是否有所缓解？	疗效很好或无咽喉炎	0分	
	尚可	2分	
	一般	4分	
	差	6分	
Q7：您有胃部气体（这种气体常伴有不消化的异味和一种闷浊的声音，医生称之为嗳气）下降不顺而后反升的现象吗？	无	0分	
	1~2次／每月	2分	
	1~2次／每周	4分	
	3~5次／每周	6分	
	6次以上／每周	8分	
Q8：您是否抽烟？	从不	0分	
	偶尔	2分	
	经常	4分	
	长期	6分	
Q9：您是否饮酒？	从不	0分	
	偶尔	2分	
	经常	4分	
	长期	6分	
Q10：您是否经常三餐不规律？	非常规律	0分	
	比较规律	2分	
	不太规律	4分	
	通常不规律	6分	

压力测试题			
Q11：胃部感到不适时，您会怎么做？	根据医生建议选择适合自己的胃药	0分	
	不采取特别措施，但会比较注意良好的护胃习惯	2分	
	有自己的秘方，比如采用一些食疗的方法忍住，严重了再吃药	4分	
	随便吃药或不管它，习惯了	6分	
Q12：您是否定期进行健康体检？	1次／1年	0分	
	1次／2年	2分	
	1次／3年	4分	
	1次／3年以上	6分	

分数评定及相应结果		
您的得分及结果	友情提醒	健康指南
0~8分：恭喜！恭喜！您的胃基本健康。	您的胃酸指数为1级。您的胃酸不多不少刚刚好	唯一的建议就是保持良好的护胃习惯，做好以下事项：①避免刺激性食物；②避免暴饮暴食；③保持充足的睡眠；④注意适度的运动
10~28分：小心，您的胃出现一点小麻烦了！	您的胃酸指数为2级。您的胃酸多了点，但还在生理性泛酸范围之内，不需要进行特殊治疗，只要消除诱发的因素即可解决。就是说，您需要注意日常的饮食，避免进食刺激性食物，还要限制烟酒，保持充足睡眠、适度地运动及消除过度的紧张情绪	学些护胃知识，培养良好的护胃习惯。①避免刺激性食物；②避免暴饮暴食；③保持充足的睡眠；④注意适度的运动；⑤避免过度紧张
30分以上：您的胃让人有点担心！	您的胃酸指数为3级。您的胃酸明显过多，属于病理性泛酸。病理性泛酸除了要寻找病因外，请照医生指示服用抑酸的药物，以抑制胃酸过多分泌，从而促使胃肠功能趋于正常。同时也请培养良好的护胃习惯，以配合治疗	立即就医，以免进一步恶化。①戒烟酒、浓茶、咖啡、辣椒和咖喱；②忌食酸性食物，少吃糖类；③禁止暴饮暴食；④保证充足的睡眠

三、胃病的自检方法

胃病的自检方法

那么，如何知道自己是否患有胃病呢？

下面饭后可能出现的8种症状就可以帮助你自查胃病。

● 饭后腹部饱胀或终日饱胀、嗳气但不泛酸，胃口不好，体重逐渐减轻，面色轻度苍白或发灰者，中老年人要考虑是否患有慢性胃炎。

● 进食时有胸骨后受阻、停顿、疼痛感，且时轻时重者。这往往提示患者可能有食管炎、食管憩室或食管早期癌病变。

● 饭后出现泛酸、胃灼热、嗳气、胸骨后痛（平卧或身体前屈或腹压增加时更明显），要考虑胃食管反流病。

● 饭后上腹痛，或有恶心、呕吐、积食感。症状持续多年，常在秋季发作，疼痛可能有节律性，如受凉、生气，或吃了刺激性食物后诱发，可能是胃溃疡。

● 常常于饭后两小时胃痛，或半夜痛醒，进食后可以缓解，常有反酸现象。可能有十二指肠溃疡或炎症。

● 饭后腹部胀痛，常有恶心、呕吐症状（偶尔会呕血），过去有胃病史近来加重，或过去无胃病史近期才发，且伴有贫血、消瘦、不思饮食症状，在脐上或心口处能摸到硬块，则考虑为胃癌。

● 稍吃辛辣油腻、生冷食物，饮酒，或一进餐即会腹泻，有的在腹泻时或腹泻前伴有腹痛、肠鸣，腹泻后腹痛感会减轻，则可能是胃肠管功能紊乱。

● 吃东西不当或受了凉后发生腹痛、腹泻，有时伴有呕吐、胃寒发热，可能是急性肠胃炎、急性痢疾。

上述8种症状解读只作参考，不能作为诊断的依据。如果你真有胃部不适的症状，应尽早去医院诊治。

四、常见胃病及其症状

在临床上，胃病的种类有很多，其中最为常见的有急性胃炎、慢性胃炎、胃溃疡、十二指肠溃疡、复合性胃和十二指肠溃疡、胃下垂、胃结石、胃出血、胃癌、胃痉挛，还有胃黏膜脱垂症、急性胃扩张、幽门梗阻。

复合性胃和十二指肠溃疡

复合性胃和十二指肠溃疡多由胃酸分泌过多、细菌感染、胃黏膜屏障受损，或长期服用抗感染药物所引起。主要症状有中上腹部疼痛、嗳气、吞酸、恶心反胃、胃灼热和黑便。

慢性胃炎

慢性胃炎多由感染幽门螺杆菌、胃酸分泌不足或过食生冷、燥热、粗糙等刺激食物引起。慢性胃炎最常见的症状是上腹疼痛和饱胀。少数人会有出血、贫血症状。

胃结石

胃结石是由于进食的某种动植物成分、毛发或矿物质储存在胃内没被消化，凝结成块最终形成胃结石。胃结石的主要症状是上腹不适、腹胀腹痛、恶心呕吐、食欲不振。

胃癌

胃癌发病多因幽门螺杆菌感染，饮食、环境、遗传因素的影响，以及消化性溃疡治疗不当引起癌变所造成的。胃癌常见症状有上腹部疼痛、食欲减退、恶心呕吐和呕血、黑便。

急性胃炎

急性胃炎多由细菌、病毒感染，用药不当、食用过热、过冷食物等所致。急性胃炎主要症状多表现为上腹饱胀、隐痛、嗳气吞酸、恶心呕吐、食欲减退等，偶有呕血和黑便。

胃下垂

胃下垂主要是膈肌和其他悬吊胃的有关韧带力量不足，腹内压下降和腹肌松弛等所致。经常卧床、运动量少也容易胃下垂。胃下垂主要症状是恶心、嗳气、胃痛伴重垂感。

胃出血

胃溃疡患者进食烈酒导致血管破裂，从而引起患部出血，或者在精神上受到较大的刺激，致使原本将破未破的血管充血会导致胃出血。胃出血最常见的症状是呕血和便血。

胃痉挛

胃痉挛就是胃部肌肉抽搐。大多数是由于胃部有炎症和胃酸刺激所引起的。胃痉挛本身就是一种症状，常伴随上腹痛、呕吐、胸部激痛、胃痛。

五、肠管的生理特征与生理功能

　　肠管指的是从胃幽门至肛门的消化道。肠管是消化道中最长的一段，也是功能最重要的一段。哺乳动物的肠管包括小肠、大肠和直肠三大段。大量的消化作用和几乎全部消化产物的吸收都是在小肠内进行的；大肠主要浓缩食物残渣，形成粪便，再通过直肠经肛门排出体外。

　　肠的组成及生理功能可用下图表示：

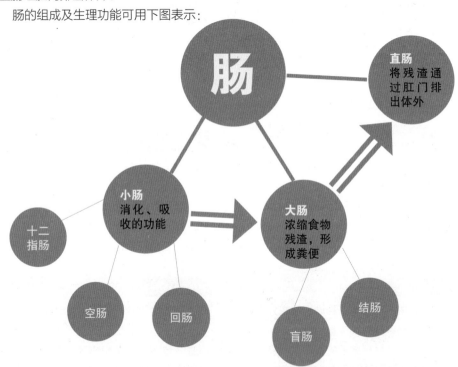

　　小肠分为：十二指肠、空肠及回肠。大肠分为：盲肠（包括阑尾）、结肠。

　　人体最大的免疫系统是肠管！常言"病从口入"，大部分病菌都是从嘴里吃进去的，并且病菌进入人体各处的主要途径就是肠。

　　不难想象，肠管的健康取决于肠管的活动性。肠的活动性强，这些病菌就会受到肠内有益菌群的抵抗，不能在短时间内侵入人体其他的循环系统，很快就随着大小便排出体外，自然不能致人生病。

　　更何况，其他的免疫、解毒系统，如肝、血清、淋巴系统等，都需要肠管提供的营养来维持正常的运作。从这个意义上说，肠管是人体最大的免疫器官，肠管运动支持了整个生命活动，一点也不为过。

六、肠健康的标准及自我检测

1. 肠健康的标准

肠管好的七个标准分别是：

①消化吸收要好（吃进去肚子不胀，干吃不长肉或喝水都长肉都属于消化、吸收不好的类型）。

②排便正常（不便秘，不拉稀，大便成型）。

③肠管不易被感染，没有肠管过敏的症状。

④人体肠管内有充足的活性益生菌，能够进行有力的排毒功能。

⑤益生菌发酵能够促进营养吸收，制造维生素。

⑥有益菌能够分解胆固醇，达到脂代谢平衡，增加脾脏化湿的能力。

⑦肠管内有益菌的数量和活性能够有效抗辐射。

2. 测一测你的肠管是否健康

说起健康，人们大都认为心、脑、肝、肾等脏器与之关系密切，而对肠却不屑一顾。殊不知，肠管健康与否也关乎到生命的安危。因为肠管是人体内最大的微生态环境，它的正常或失调，对人体的健康和寿命有着举足轻重的影响。

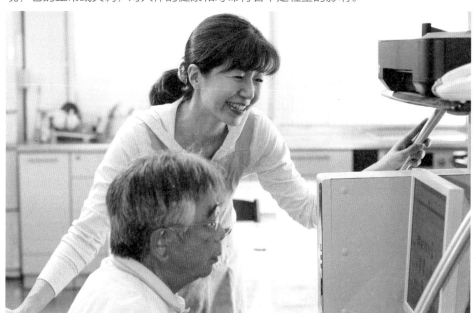

想知道自己的肠管是否健康？您可以参与如下的测试：

测试内容	是	否	自测结果
常常不吃早餐			○4个"是"以下：恭喜您！您的肠管状况很好！请保持好的生活习惯，别忘了和您的朋友、家人分享您的健康秘诀。
不坚持定期服用微生态制剂			
比起传统饮食，更喜欢西餐			
经常光顾快餐店			
喜欢吃肉，不喜欢吃蔬菜			○5~12个"是"：请注意了！您已经出现肠管问题了！也许您已经受到菌群失衡带来的困扰，肠内有害菌已经开始加速繁殖。您需要调整饮食习惯，每天摄取有益菌，尽快解决菌群失衡给您带来的烦恼。
经常喝酒			
经常第二天醒来酒劲未消			
头痛、肩膀痛			
不坚持运动			
经常熬夜			
刷牙时有牙龈出血现象			○13个"是"以上：请赶快采取措施！您的肠管问题已经相当严重了！如果不马上改善肠管环境，您的菌群失衡问题将越来越严重，身体抵抗力减弱，容易患上感染性疾病，甚至有患大肠癌等严重疾病的危险，特别是那些最近"容易感冒""动不动就感觉疲劳"的人，更应该注意。平时注意多吃蔬菜、水果、豆类，每天坚持服用以补充益生菌为主的调理肠管药物，以重获健康活力！
动不动就感觉疲劳			
容易便秘、蹲厕时间长			
经常憋大便			
常常不吃米饭等主食			
不怎么吃薯类、豆类、海藻类			
皮肤粗糙			
容易感冒			
有口臭			
容易紧张、烦躁			
经常放很臭的屁			

七、肠病的自检方法

肠是人体消化系统中最主要的器官，是机体与外界进行物质交换的场所。我们可通过了解肠病特征，来进行肠病的自我检查。

经常在饭后两小时左右出现胃痛，甚至半夜疼醒，吃点东西可以缓解，常有泛酸现象。秋冬季节容易发作，疼痛在上腹偏右，有节律。这类情况可能患有十二指肠溃疡或十二指肠炎症。

饮食不当或受凉后发生腹痛、腹泻，可伴有呕吐、畏寒发热。可能是急性胃肠炎、急性痢疾所致。

饭后立即腹泻，吃一顿泻一次，稍有受凉或饮食不当就发作，或时而腹泻、时而便秘，腹泻时为水样，便秘时黏液较多，有时腹胀有便意而上厕所又无大便，数年不见消瘦。此症可能是过敏性肠炎。

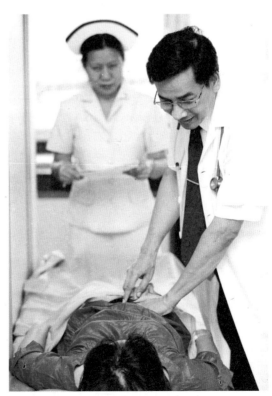

八、常见肠管疾病及其症状

1. 肠息肉

直肠息肉和结肠息肉统称为肠息肉，是肠壁长出的良性肿瘤，大小、形状不一，分为单发性息肉和多发性息肉。其症状主要有：

便血：直肠息肉为大便带血不滴血，结肠息肉为间断性便血或有黏血便。

大便异常：正常的粪便应该呈圆柱形，但如果息肉在结肠腔内压迫粪便，则排出时往往会变细，或呈扁形，有时还附带有血痕。

脱垂：息肉较大或数量较多的时候，由于重力的关系牵拉着肠黏膜，使其逐渐下垂。

腹痛：比较少见，有时较大息肉可以引起肠套叠，以至造成肠梗阻而出现腹痛。

2. 肠癌

近年来，直肠癌发病率呈现上升趋势，其症状主要有：

便血：初期症状是以无痛便血为主，血液呈红色或鲜红色，与早期内痔的症状有相似之处；而晚期便血则多为暗红色，混有粪便之黏液血便或脓血便，有时还伴有血块和坏死组织。

大便习惯改变：直肠肿块及其产生的分泌物可产生肠管刺激症状，导致患者出现便意频繁、排便不尽感、里急后重等症，但排出物多是黏液脓血状物，此时粪便形状也发生了改变，大便越来越细。最初这些"假性腹泻"现象多发生在清晨起床后不久，称为"晨起腹泻"。以后次数逐渐增多，甚至晚间也不能入睡，改变了往日大便的习惯。

肠管狭窄及梗阻现象：直肠癌晚期，由于癌肿绕肠壁周径浸润，使肠腔狭窄，尤其在直肠与乙状结肠交界处，多为狭窄型硬癌，极易引起梗阻现象。

3. 肠炎

肠炎是常见的肠管疾病，可发病于任何年龄阶段，以青壮年最多，其主要症状有：

腹泻：为最主要的症状，也是常见的症状，常常反复发作或持续不愈，轻者每天2~5次，重者每天20~30次，个别病人还会出现便秘、腹泻交替进行的现象。

腹痛：腹泻前多有腹痛症状，腹痛则腹泻，腹泻后疼痛减轻。疼痛多以胀痛为主，腹痛部位多固定，多局限在左下腹或左腰腹部，持续隐痛者也不少见，轻者多无腹痛。

便血：是肠炎主要症状之一，轻者血液附于表面，重者鲜血下流，以至休克。

九、肠胃病变的预兆

当你的身体出现下列5个症状时就需要高度警惕，说明你的胃肠菌群已经失衡，需要及时治疗。

● 胃痛、胃胀、胃酸明显加重，伴随无规律的疼痛，发作周期越来越短。

● 心窝部隐隐疼痛，且疼痛呈辐射状，常规药物不断加量，很长时间才能缓解疼痛。

● 食欲不振，饮食开始减少，经常恶心、呕吐、体重减轻，一天比一天消瘦，相继伴有乏力、贫血。

● 肚子发重，人便时间无规律，不明原因的腹泻，便形异常，多为黏液便或稀便，排便时伴有轻微疼痛。

● 腹泻、便秘交替出现，排黑便的情况居多，普通抗菌消炎药无效，腹泻难以控制，伴有低度或中度发热。

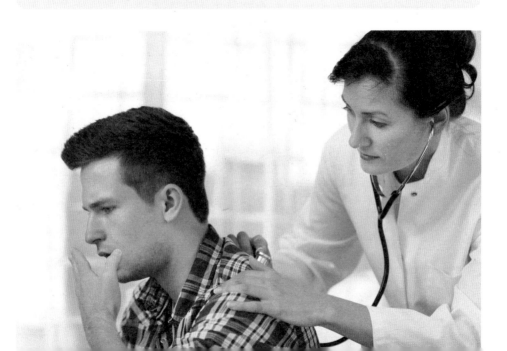

十、摒弃不良习惯，才能拥有健康肠胃

养成良好的饮食习惯，对保持肠胃的健康非常重要，然而，很多不好的饮食习惯也在慢慢侵蚀着我们的健康，却没有引起我们的注意。这些看似无关紧要的饮食习惯对我们肠胃的伤害是非常大的，要引起重视，只有远离这些不良的饮食习惯，肠胃病才不会轻易地找上门。

1. 不吃早餐或常吃夜宵会扰乱肠胃工作

人体在经过一夜的睡眠之后，到早晨时肠内食物早已消化完，如果不吃早餐，会使肠胃蠕动及消化液的分泌发生变化，扰乱肠胃的正常工作。消化液如果没有和食物中和，就会对肠胃黏膜产生不良刺激，引起胃炎。不吃早餐，会使午餐饭量大增，造成胃肠负担过重，导致消化不良、胃炎、胃溃疡等疾病的发生。所以，不吃早餐往往导致肠胃病的发生率提高。同样，常吃夜宵会让原本要休息的肠胃还要继续工作，扰乱肠胃正常消化规律，继而形成不规则的饮食习惯，对肠胃健康很不利。

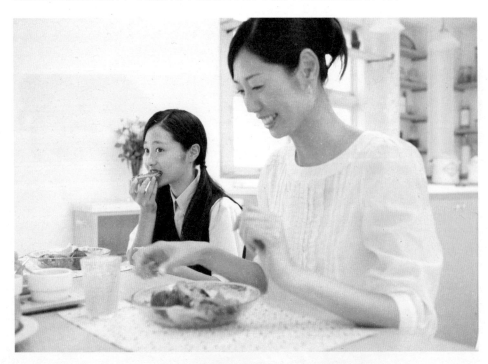

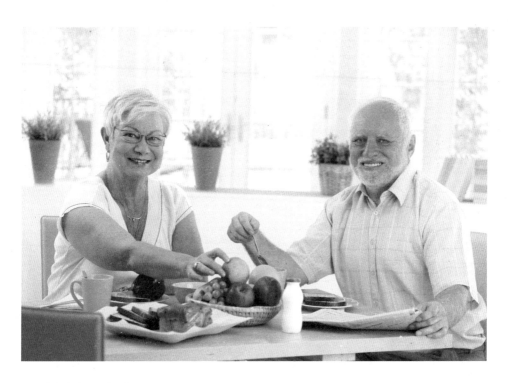

2.暴饮暴食损伤肠胃

暴饮暴食所带来的直接影响就是胃肠管负担加重，导致消化不良。此外，人体胃黏膜的上皮细胞寿命较短，每隔2~3天修复一次。如果上顿摄入的食物还未被消化，下顿又将胃部填满，使胃始终处于饱胀状态，胃黏膜就不易得到修复的机会，从而产生胃部炎症，出现消化不良等症状，长此以往，还可能发生胃糜烂、胃溃疡等疾病。

3.吸烟、饮酒损伤肠胃

烟草中的尼古丁能作用于迷走神经系统，破坏正常的胃肠活动，使幽门括约肌松弛，胆囊收缩，使胆汁返流到胃里面，破坏胃黏膜。吸烟还可促使胃酸分泌增多，抑制前列腺素合成，从而使胃黏膜分泌的黏液减少，导致胃病。凡是酒精含量在20%(体积分数)以上的酒，都会对胃黏膜产生强烈刺激。有研究表明，每天喝两杯以上白酒的人患胃肠癌症的概率是不饮酒人群的2倍。如果经常饮酒的人还抽烟，那么胃肠患癌症的发病率会提高到3倍以上。

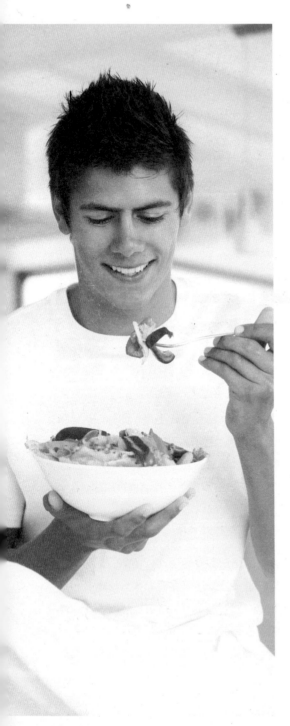

4. 饭后大量喝汤或饮料影响消化

饭后大量喝汤或饮料会冲淡唾液、胃液和肠液等消化液，降低其消化作用，直接影响到小肠绒毛对营养物质的吸收。如果养成了饭后大量喝汤或饮料的不良习惯，各种消化液的分泌会逐渐减少，容易导致消化系统退化，进而引发消化不良等肠胃疾病。

5. 饭后立刻吃水果不利于消化吸收

饭后立刻吃水果，饭菜中消化慢的淀粉、蛋白质会阻塞水果的消化，所有的食物被一起搅和在胃里。水果在36℃体温下，容易腐烂，产生毒素，引起胃胀气等肠胃疾病。因此，水果最好在餐后一小时再吃。

6. 大量饮用咖啡、浓茶损伤肠胃

咖啡中含有咖啡因，会使大脑功能处于兴奋状态，增进思考能力，消除疲劳，而且咖啡里含有一种强有力的胃液分泌剂，饭后喝咖啡有助于肉类的消化。但是空腹喝或一次大量饮用咖啡，就很容易损伤胃黏膜，还会引起胃壁糜烂，甚至导致胃溃疡的发生。

茶有一定的提神醒脑、促进消化的作用，是一种有益健康的饮品。但是饮茶也应有度，饮淡茶可以养生，饮浓茶则有损健康。大量饮用浓茶容易造成消化不良等症。一个人每天正常分泌的胃液为1.5~2.5升，这些胃液能够对一个人每天所摄取的食物进行合理消化。大量饮用浓茶后就会稀释胃液，降低胃液的浓度，使胃液不能正常消化食物，从而产生消化不良、腹胀、腹痛等症状，有时甚至还会引起十二指肠溃疡，影响身体健康。

7. 嗜吃辛辣、刺激性食物损伤肠胃

有些人喜欢吃辛辣、刺激性食物，如辣椒、芥末、胡椒等，这些食物会使消化液分泌过多，使胃肠黏膜充血、水肿，胃肠蠕动加快，严重影响胃肠的排毒功能，还会出现腹胀、腹痛、恶心、呕吐、头晕，甚至呕血、便血、血压升高等症状。患有痔疮、高血压、热性病、肺结核、慢性肠胃炎等症的患者，尤其不能多吃辛辣、刺激性食物，否则会使病情复发或加重。

8. 偏食会导致营养失衡

很多人喜欢吃肉类和高糖、高油脂的食物，不喜欢吃杂粮和蔬菜，这样的偏食习惯会导致体内营养失衡，如脂肪摄入过量，维生素、膳食纤维和矿物质缺乏。这种状况如果持续时间过长，会对肠胃造成很大的伤害，还会造成体质虚弱、抵抗力差或者过度肥胖，严重影响正常生活。

9. 吃过烫的食物或嗜饮热水易患食管癌

太烫的饭菜和热水由于温度很高，不宜进食。太烫的食物和水会使口腔黏膜充血，引起黏膜损伤，造成口腔溃疡；同时对牙齿也有害处，易造成牙龈溃烂和过敏性牙龈炎；还会损伤食管黏膜，刺激黏膜增生，严重的甚至还会引发食管癌。

十一、健康肠胃需要的 14 种营养成分

糖类、蛋白质和脂肪是人体正常生理活动所必需的三大营养素，同时也是人体的主要能量来源。肠胃的健康与这三大营养素密切相关。除了这三大营养素外，人体还必须摄取膳食纤维、多种维生素，以及钙、镁、铜等11种必需的营养成分。

1 糖类

糖类，是由碳、氢、氧3种元素构成的一大类化合物，是提供人体能量的主要物质，也是人类从膳食中获取热量最经济、最主要的来源。对成年人来说，一般认为，有效糖类的供给以占机体中总能量的60% ~ 70% 为宜。摄入适量的糖类有助于肠胃的正常运转，糖类中的糖蛋白有润滑作用，当胃动力较弱的时候也能减轻胃部负担，促进消化吸收。已发酵的糖类能够刺激大肠内的细菌生长，使细菌的总数增加，多余的细菌从粪便排出，这是糖类影响排便习惯的机制之一。非淀粉多糖是影响排便的主要膳食成分，可以增加粪便的容积，延长胃肠蠕动时间，其影响的程度多依赖于多糖在结肠内的发酵程度。含糖类较多的食物主要有谷薯类（如大米、玉米、红薯、土豆、芋头）、豆类（如绿豆、豌豆）和水果、蔬菜等。

2 蛋白质

蛋白质是一切生命的物质基础，占人体重量的 16% ~ 20%。蛋白质在人体内不断地合成与分解，是构成、更新、修补组织和细胞的重要成分，也是人体的重要组成部分。蛋白质是胃肠肌肉组织的主要成分，如果人体缺少蛋白质的供应，就会使胃肠肌肉组织缺少活力，胃肠黏膜代谢减弱，非常容易引起腹胀、腹痛、便秘等症状。而如果蛋白质摄入过量，尤其是动物性蛋白质摄入过量，反而会加重肠胃和肾脏的负担，因其中含有大量的脂肪和胆固醇。因此，要养好肠胃，摄入的蛋白质也应适量。含蛋白质较多的食物主要有动物性食物，如蛋类（如鸡蛋、鸭蛋、鹅蛋、鹌鹑蛋）、瘦肉（如猪、羊、牛、家禽肉）、乳类（如羊乳、牛乳）和鱼虾类。植物性食物中黄豆、蚕豆、花生、核桃、瓜子的蛋白质含量较高，且为优质蛋白质；此外，大米、小麦、燕麦、荞麦、赤豆、绿豆等粮豆中也含有少量的蛋白质。

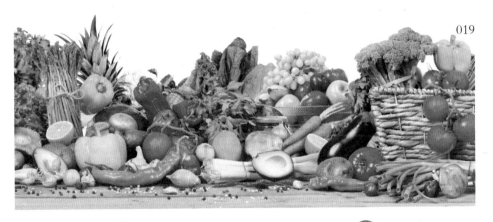

③

脂类

合理地摄取脂类食物能够保证肠胃的正常运转，摄取过多或过少都不利于肠胃的正常吸收和消化。如果脂类物质摄入过多，当其进入十二指肠时，会刺激产生肠抑胃素，使肠胃蠕动受到抑制，继而影响肠胃功能；摄入过少则不足以维持机体代谢的所需。日常饮食中多摄入含有不饱和脂肪酸的食物，如海鱼、橄榄油、豆制品等对我们的身体健康有益。

④

膳食纤维

膳食纤维可以清洁消化道内壁，增强肠胃的消化功能，既有助于促进肠胃蠕动，又有助于排出体内有害物质，还能够预防便秘和肠癌。膳食纤维的主要食物来源包括谷类（如糙米、小米、高粱米）、水果（如木瓜、苹果、香蕉）、蔬菜（如莲藕、土豆、山药、芹菜、茼蒿、芥蓝）和豆类（如黄豆、黑豆）。成年人每日的膳食纤维摄入量为25~35毫克。

⑤

维生素 A

维生素 A 能够增强人体的免疫力，参与肠胃的正常代谢，还具有抗氧化、保护胃黏膜的功能，能够有效地预防和辅助治疗胃溃疡。维生素 A 的主要食物来源包括水果（如梨、苹果、枇杷、樱桃、香蕉、橙子）、蔬菜（如大白菜、荠菜、茄子、南瓜）、动物内脏（如猪肝、牛肝）和肉类（如猪肉、鸡肉）。成年人每日的维生素 A 摄入量为 500~600 微克。

⑥

维生素 E

维生素 E 能够帮助消化，还能缓解肠胃压力，促进溃疡面的愈合，并且能够降低消化道溃疡的复发率。维生素 E 的主要食物来源是未精制过的植物油、小麦胚芽、鲜酵母、肉类（如猪肉）、奶类（如酸奶）、蛋类（如鸡蛋）、绿色蔬菜（如卷心菜、生菜、菠菜）、坚果（如腰果、核桃）、水果（如苹果、香蕉、柚子）、黄豆及其他豆类。成年人每日的维生素 E 摄入量为 10~12 毫克。

7 维生素 C

维生素 C 能够加速肠胃蠕动、促进消化，能保护肠胃，还能有效地预防胃癌、结肠癌等多种消化系统癌症。维生素 C 的主要食物来源有新鲜水果（如猕猴桃、柑橘、苹果、香蕉等）和蔬菜（如芥蓝、菜花、藕、菠菜等）。成年人每日的维生素 C 摄入量约为 100 毫克。摄入过量时，未吸收的维生素 C 可引起腹泻和其他肠胃不适的症状。

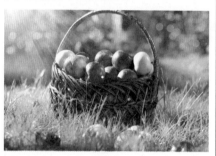

8 维生素 B$_1$

维生素 B$_1$ 的主要功效是维持肠胃功能及消化能力。维生素 B$_1$ 的主要来源为谷类（如全麦、燕麦）、肉类（如猪肉、牛肉、鸭肉）、动物内脏（如猪肾、羊肝）和豆类及坚果类（如黄豆、花生、松子）。成年人每日的维生素 B$_1$ 摄入量约为 1.2 毫克。需注意的是，维生素 B$_1$ 不耐高温，烹煮过程中易被破坏，烹制富含维生素 B$_1$ 的食物时应控制好火候。

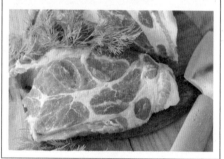

9 维生素 B$_2$

维生素 B$_2$ 的主要功效是促进肠胃对食物的消化和吸收，改善消化不良和便秘等症状。维生素 B$_2$ 的主要食物来源有动物性食物（如猪肉、动物肝脏）、鸡蛋、某些水产品（如鳝鱼、河蟹、鲑鱼）、植物性食物中的菌藻类食物（如蘑菇、海带、紫菜）、绿色蔬菜（如菠菜、小白菜、苋菜、紫菜）、五谷杂粮、牛奶及乳制品、坚果等。成年人每日的维生素 B$_2$ 摄入量约为 1.6 毫克。

10 维生素 B$_3$

维生素 B$_3$ 能够维护人体消化系统的健康，缓解胃肠管障碍，减轻腹泻症状；还能抑制胆固醇和三酰甘油，降低血压，对预防肠胃病并发高脂血症有积极作用。维生素 B$_3$ 的主要食物来源是肝脏、瘦肉、全麦食物、干果、梅子、酵母、小麦胚芽、鱼等。成年人每日的维生素 B$_3$ 摄入量为 10 ~ 15 毫克。要注意不宜摄入过量，否则容易出现荨麻疹、血尿酸过多或肠胃不适等症状。

⑪ 维生素 B₆

维生素 B_6 的主要功效是制造胃酸，促进消化、吸收功能，增强肠胃的抗病能力。维生素 B_6 的主要食物来源有动物内脏（如猪肝、牛心）、肉类（如羊肉、牛肉）、谷物（如大米、黄豆）、水果（如香蕉、柚子、葡萄、橙子、菠萝）、坚果（如花生、核桃）、蔬菜（如土豆、南瓜、生菜、豌豆、菠菜）。成年人每日的维生素 B_6 摄入量约为 1.5 毫克。

⑫ 钙

钙能增进食欲、促进消化，加速肠胃蠕动。钙的主要食物来源有奶类（如奶酪、牛奶）、豆类及豆制品（如大豆、豆腐）、海产品（如虾皮、虾米、海带）、瘦肉类（如猪肉、牛肉）、蔬菜类（如大白菜、小白菜、油菜、荠菜）等。成年人每日的钙摄入量为 1000 毫克。需注意的是，钙的摄入要适量，摄取量过多时，会影响镁的吸收。

⑬ 镁

镁能够维护胃肠管的功能，并且有助于肠胃对食物的消化和对营养物质的吸收。镁的主要食物来源有谷类（如小米、玉米）、豆类（如黄豆、黑豆）、蔬菜及菌类（如苋菜、荠菜、蘑菇）、水果（如杨桃、桂圆）等。成年男性每日的镁摄入量约为 350 毫克，成年女性每日的镁摄入量约为 300 毫克，孕期、哺乳期女性每日的镁摄入量约为 400 毫克。

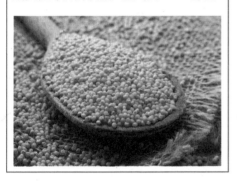

⑭ 铜

铜能够保持血管弹性，减少脂质氧化，增强肠胃的抗病能力。铜广泛存在于各种食物中，主要食物来源是牡蛎、贝类食物及坚果（如花生、核桃），其次为五谷（如小麦、玉米、燕麦）、动物肝脏（如猪肝、猪腰、鸡肝）、蔬菜（如大白菜、萝卜苗）、肉类（如猪、牛、羊瘦肉）、鱼类（如鲫鱼、鲤鱼、鲈鱼）等。成年人每日的需求量约为 0.9 毫克。

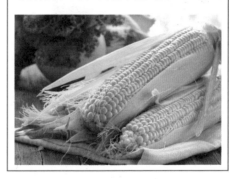

十二、食疗之余，更应注重运动

1 闲时多散步，轻松改善便秘

散步时，整个内脏器官都处于微微的颤动状态，加之配合有节奏的呼吸，可使腹部肌肉有节奏地前后收缩，膈肌上下运动。对胃肠来说，散步会起到一种有益的按摩作用，可以刺激消化液的分泌、促进胃肠的蠕动，从而提高胃肠的消化功能。

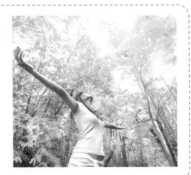

2 慢跑，帮助肠胃做运动

跑步锻炼能提高肠胃的消化功能。慢跑可使肌肉的运动能力加强，除了向心血管、肌肉，以及呼吸系统输送氧气外，还能给肠胃提供氧气和营养物质，使肠胃消化腺体分泌的消化液增多，肠胃的蠕动加强，肠胃的血液循环得以改善。由于以上的变化，使得食物的消化和营养物质的吸收在肠胃中进行得更加顺利和充分。

3 练练瑜伽，轻松养肠胃

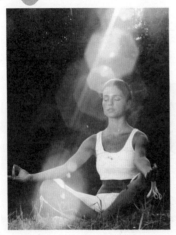

瑜伽不仅可以拉伸身体而且可以起到调节呼吸系统、消化系统、循环系统的综合作用。练习时可取俯卧位，将两手放在身体两侧，缓缓吸气，头部后抑，由背部肌肉发力一节一节地抬起脊椎；手臂慢慢推，让背部继续上升（腹部尽可能贴地），当达到最大限度时，放松身体，保持 10~15 秒，重复 4 次。此姿势有助于消除背部与颈部的僵硬和紧张，强壮呼吸系统、消化系统，促进血液循环，改善内环境。

4 骑自行车，调养肠胃很轻松

骑车对消化系统的健康非常有好处，通过骑车可带动整个身体运动，加快全身新陈代谢，缩短食物穿过大肠的时间，限制肠管吸收水分，保证大便能顺畅排出。骑车是有氧运动，可加速人的呼吸频率和心率，刺激肠管肌肉的收缩，还能避免肠管肌肉胀痛，预防肠癌。

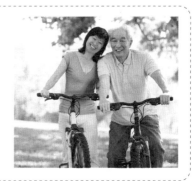

5 打打太极拳，心情好肠胃就好

打太极拳可以促进腹腔的血液循环，改善胃部的营养状况，增加胃肠的蠕动。如果长期坚持打太极拳，可以促进慢性胃炎患者的炎症逐渐消失，进而使胃肠功能逐渐恢复正常。

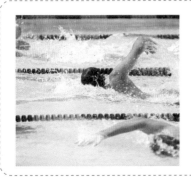

6 游泳，肠胃的"按摩器"

人体免疫系统中有一种细胞叫 T 淋巴细胞，随着年龄的增长，其活性和数量逐渐下降。因此，人到中年后容易患某些疾病，如胃病、十二指肠溃疡、冠心病、支气管炎等。常年游泳是改善这类症状最有效的方法之一。

7 饭后侧卧 10 分钟，减轻胃负担

这是很适合胃虚弱者的保养方法。具体做法是身体侧卧，以右臂为枕，背肌稍稍弯曲，左脚稍微向前并与右脚错开。晚餐后如果能以这个姿势静卧 10 分钟，将有助于食物顺畅地进入肠管，从而减轻胃的负担。

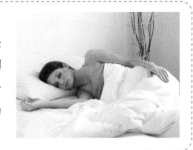

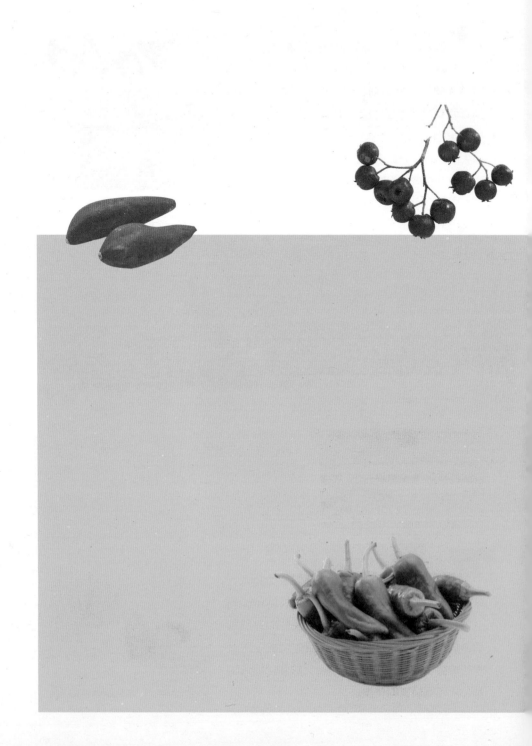

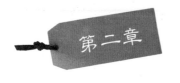

第二章

常见肠胃病的
饮食调养法

有人说，肠胃病是百病的源头，因为肠胃疾病会直接或间接地损害胃肠的功能，影响机体对营养的吸收，从而使各个器官缺乏足够的营养供应，导致功能的衰退和病变，因此，养好肠胃便是健康之本。

本章选取了 20 种常见的肠胃病，详细地介绍了疾病的定义、病因、主要症状以及饮食原则和生活保健，并提供了多种有对症食疗功效的食物及忌吃的食物以供读者选择，趋利避害，调养自己的肠胃。

功能性便秘

功能性便秘的病因主要有进食量少、食物中缺乏纤维素或水分、精神紧张、过度疲劳、生活规律改变、不良排便习惯、活动少、滥用泻药等。

症状表现

功能性便秘的主要症状有便意少，便次也少；排便艰难、不畅，有排便不净感；大便干结、硬便；便秘伴有腹痛或腹部不适。部分功能性便秘患者还伴有失眠、烦躁、多梦、抑郁、焦虑等精神障碍。

发病急救

①使用润滑性泻剂，能润滑肠壁，软化大便，使粪便易于排出，且使用方便，如开塞露、矿物油或液状石蜡。
②使用渗透性泻剂。常用的药物有乳果糖、山梨醇、聚乙二醇4000等。适用于粪块嵌塞或作为慢性便秘者的临时治疗措施。

功能性便秘怎么吃

①增加膳食纤维食用量。膳食纤维在肠管中能吸收水分，增加粪便体积和重量，刺激肠蠕动，促进粪便排出。富含膳食纤维的食物有蔬菜、水果和粗粮。
②多喝水，尤其在夏季要注意及时补充水分，有利于软化粪便，促进排便。
③忌食厚味辛辣食物，容易影响肠胃功能，加重便秘，如肥肉、油炸食品、辣椒、花椒、大蒜、芥末等。
④为了减小粪便与肠的摩擦力，建议每周吃一次红烧肉等含较多脂肪的食物，并搭配芹菜、腐竹、豆芽、香菇、上海青、虾皮、菠菜等粗纤维多的食物。

✅ **推荐食物：** 白菜、卷心菜、苋菜、芹菜、生菜、莴笋、韭菜、黄瓜、南瓜、红薯、苹果、香蕉、梨、橘子、橙子、木瓜、菠萝、桃子、哈密瓜、玉米、小米、黑米、糙米及各种豆类

❌ **忌吃食物：** 肥肉、油炸食品、辣椒、花椒、大蒜、芥末

黑米黑豆莲子粥

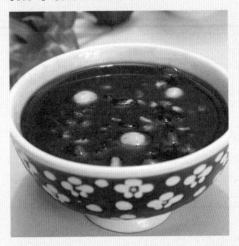

【调理功效】本品具有滋阴养血、益气补肾的功效，适合血虚、阴虚、气虚型的便秘患者。

【原料】

糙米40克，燕麦30克，黑米、黑豆、赤豆、莲子各20克，白糖5克

【制作】

1 糙米、黑米、黑豆、赤豆、燕麦均洗净，泡发；莲子洗净，泡发后，挑去莲心。

2 锅置火上，加入适量清水，放入糙米、黑豆、黑米、赤豆、莲子、燕麦开大火煮沸。

3 最后转小火煮至各材料均熟，粥呈浓稠状时，调入白糖拌匀即可。

赤豆燕麦粥

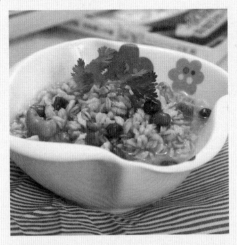

【调理功效】本品具有益气通便、补虚养胃的功效，适合气虚、阳虚型的便秘患者。

【原料】

赤豆20克，燕麦片50克，白糖3克，枸杞5克

【制作】

1 燕麦片洗净，赤豆洗净，泡水约4小时，直到泡胀为止；枸杞浸泡。

2 将泡软的赤豆、燕麦片放入锅中，加入适当的水后，用中火煮，水滚后，转文火煮至熟透。

3 加入泡好的枸杞，再加入适量的白糖调味即可。

干贝苦瓜粥

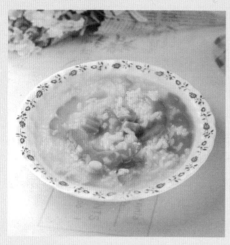

【调理功效】此粥有和胃调中的功效，对于一般性的功能性便秘有调节作用。

【原料】

水发大米120克，苦瓜100克，干贝35克，姜片少许，盐2克，芝麻油少许

【制作】

1　将洗净的苦瓜去除瓜瓤，切成片。

2　砂锅中注水烧开，倒入洗净的干贝、大米，加入姜片，略微搅拌几下。

3　煮沸后用小火煮约30分钟，至米粒变软，倒入苦瓜，拌匀，小火续煮约5分钟。

4　加入盐，淋入芝麻油，拌煮至入味，盛出装碗即成。

陈皮绿豆汤

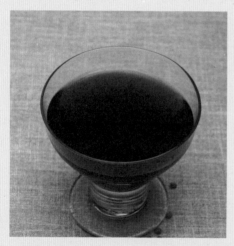

【调理功效】本品具有健脾益气、温阳通便的功效，适合气虚、阳虚型的便秘患者。

【原料】

绿茶包1袋，陈皮5克，绿豆30克，红糖10克

【制作】

1　陈皮洗净，切成小块备用。

2　绿豆洗净，浸泡两小时。

3　砂锅洗净，将绿茶包与陈皮放入，先加水800毫升，滚后小火再煮5分钟，滤渣取汤。

4　在汤内加入泡软的绿豆与少许红糖，续煮10分钟，滤出汤汁，即可饮用。

忌吃食物

板栗

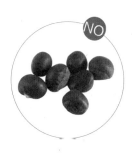

不宜吃的原因：

❶ 一般来说，正常成人的胃肠会有少量的气体滞留，而过量的板栗摄入会使胃肠内被细菌酵解产生的气体量增多。过多的气体积聚便会形成腹胀，便秘者食用板栗则会加重其腹胀、排便不畅等症状。

❷ 板栗性温，多食易积温成热。肠胃积热型的便秘患者不宜食用，否则会加重其大便干结、排出困难、腹胀腹痛、小便短赤、烦躁不安、口干口臭等症。

石榴

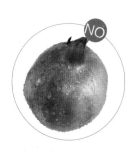

不宜吃的原因：

❶石榴味酸，含有生物碱、熊果酸等，它具有明显的收敛作用，能够使肠黏膜收敛，使肠黏膜的分泌物减少，因此，它可有效地治疗腹泻，但是，对于便秘者，其明显的收敛作用就会使便秘病情加重。

❷ 石榴性温，多食会积温成热，中医认为，便秘者以肠胃积热型常见，食用温热性食物可加重其大便干结、排出困难、腹胀腹痛、口干口臭等症状。

榴莲

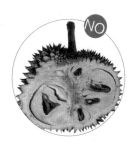

不宜吃的原因：

❶ 榴莲富含纤维素，每 100 克中含 1.7 克，这些纤维素可在肠胃中吸水膨胀，过多地摄入，则会阻塞肠管，引起便秘，便秘患者食用后会加重其便秘的病情。

❷ 榴莲性热而滞，肠胃积热型、气机郁滞型、阴寒积滞型、阴虚型等各型的便秘患者均不宜食用，否则可加重其大便干结、排出不畅、腹胀疼痛、烦躁不安、面红身热等症状。

慢性腹泻

慢性腹泻的原因很复杂，如肠功能紊乱、食用不洁食物等。另外，胃肠病、肝病、胰腺疾病、糖尿病、甲亢、尿毒症等全身性疾病通常先发生慢性腹泻。

症状表现

腹泻是指排便次数比平日明显增多，粪质稀薄，每日排粪量超过200克，或含有未消化的食物或脓血。慢性腹泻指病程在两个月以上的腹泻或间歇期在2~4周内的复发性腹泻，主要症状有大便次数增多、便稀，甚至带脓血，持续两个月以上。因病因不同而伴有腹痛、发热、消瘦、腹部肿块或消化性溃疡等。慢性腹泻可导致营养不良及维生素缺乏症、中耳炎、上呼吸道感染、肺炎、败血症、中毒性肝炎以及其他并发症。

发病急救

①注意保暖，重点保护腰部和腹部，避免受寒。

②在情绪方面，要保持乐观、积极向上的精神状态，避免过度忧思恼怒。中医认为，情绪不佳可导致肝气郁结，进而克脾土，故心情愉悦，肝气自然舒畅，可使胃肠保持良好的消化吸收状态，从而预防腹泻的发生。

慢性腹泻怎么吃

①忌食生冷、油腻、辛辣刺激、不易消化、坚硬的食物，如西瓜、杨桃、肥肉、油酥点心、辣椒、香肠、腌肉、咸鱼等。

②忌食粗纤维含量高的食物，如芹菜、韭菜、榨菜等。

③宜吃低脂肪、高蛋白、易于消化的食物，如瘦肉、鸡、虾、鱼、豆制品、挂面、粥、软米饭等。烹调方式宜用蒸、煮、氽、烩、烧等，禁用油炸、爆炒。

推荐食物： 瘦肉、鸡、虾、鱼、豆制品、挂面、粥、软米饭、小米、苹果、赤豆、赤小豆、豆腐

忌吃食物： 生冷瓜果、冰激凌、肥肉、猪皮、鸡皮、油酥点心、朝天椒、干辣椒、白酒、芥末、火腿、香肠、腌肉、油炸食品

酸枣仁蜂蜜小米粥

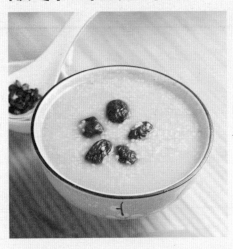

【调理功效】 本品可促进食欲、改善慢性腹泻。

【原料】

水发小米230克，红枣、酸枣仁各少许，蜂蜜适量

【制作】

1 砂锅置于火上烧热，倒入洗好的酸枣仁。

2 注入适量清水，盖上盖，用中火煮20分钟。

3 揭盖，捞出酸枣仁，倒入小米、红枣。

4 盖上盖，烧开后用小火煮40分钟。

5 揭盖，倒入蜂蜜，搅拌匀，关火后盛出煮好的粥即可。

松仁豆腐

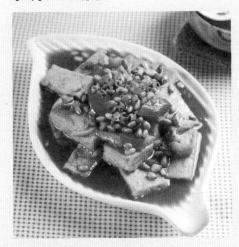

【调理功效】 豆腐为补益、清热食品，常食可补中益气、清洁肠胃。

【原料】

松仁15克，豆腐200克，彩椒35克，干贝12克，葱花、姜末、盐、料酒、老抽、水淀粉、食用油各适量

【制作】

1 彩椒洗净切片；洗好的豆腐切块。

2 锅注油烧热，放入松仁炸香后捞出；放入豆腐块炸至微黄，捞出。

3 锅底留油，放入姜末爆香，放入干贝、料酒、彩椒片略炒，加入清水、盐、老抽、豆腐块，煮约2分钟，倒入水淀粉，炒至汤汁浓稠，盛出，撒上松仁、葱花即可。

虫草党参鸽子汤

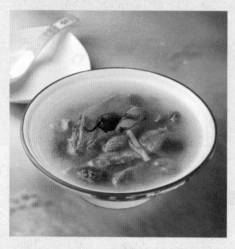

【调理功效】鸽子肉是高蛋白低脂肪的食品，能补脾胃。此汤能促进肠胃的消化吸收功能。

【原料】

虫草2根，红枣20克，枸杞8克，当归、沙参各10克，薏米30克，鸽肉180克，姜片少许，料酒16毫升，盐、鸡粉各2克

【制作】

1　锅中注水烧开，倒入处理好的鸽肉，淋入适量料酒，余去血水，捞出，沥干水分。

2　砂锅中注水烧开，倒入余过的鸽子肉，加入准备好的药材，淋入料酒，拌匀。

3　用小火炖1小时，至食材熟透，放入盐、鸡粉，搅拌片刻即成。

栗子枸杞炒鸡翅

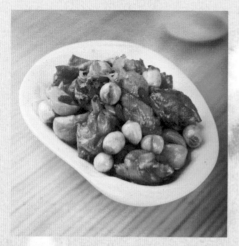

【调理功效】板栗富含糖类，有厚补胃肠的作用。鸡翅可温中益气、强肾健胃。本品能改善肠胃功能紊乱的症状。

【原料】

板栗120克，水发莲子100克，鸡中翅200克，枸杞、姜片、葱段各少许，生抽、白糖、盐、料酒、鸡粉、食用油各适量

【制作】

1　鸡中翅斩块，加少许生抽、白糖、盐、鸡粉、料酒腌渍，再放入油锅炸至微黄色，捞出。

2　锅底留油，爆香姜片、葱段，倒入鸡翅、料酒、板栗、莲子炒匀，加入生抽、盐、白糖、清水，小火焖7分钟。最后用大火收汁，放入洗净的枸杞炒匀即可。

忌吃食物

花椒

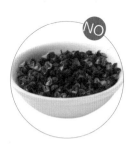

不宜吃的原因：

❶花椒性热，慢性腹泻患者食用后可使胃肠中积聚燥热，并且耗损大肠津液，使慢性腹泻症状加重。

❷花椒具有较强的刺激性，可使胃肠黏膜高度充血，损伤胃肠黏膜，对肠黏膜产生刺激，而导致肠管消化液分泌，加强肠蠕动，进一步加重腹泻的症状。

辣椒

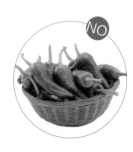

不宜吃的原因：

❶中医认为，辣椒性大热，食用后可使胃肠中积聚燥热，并且耗损大肠津液，使慢性腹泻症状加重。

❷辣椒含有辣椒素等，具有强烈的刺激性，可使胃肠黏膜高度充血，损伤胃肠黏膜，对肠黏膜产生刺激，会进一步加重腹泻的症状。

红薯

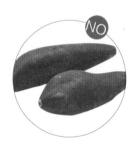

不宜吃的原因：

❶红薯中含有一种氧化酶，这种酶容易在人的胃肠产生大量的二氧化碳气体，使人出现腹胀、呃逆、排气等症状，对慢性腹泻患者病情不利。

❷红薯含有大量的不被消化的膳食纤维，在胃中滞留可刺激肠管消化液分泌的增多；此外，红薯属于寒凉食物，慢性腹泻患者食用过多，会加重慢性腹泻的病情。

细菌性痢疾

细菌性痢疾的原因是痢疾杆菌随患者的粪便排出，通过污染的手、食品、水源，或苍蝇、蟑螂等间接传播，最终经口进入消化道，使易感者感染。

症状表现

细菌性痢疾的主要症状有全身毒血症症状和消化道症状，如发冷、发热、腹痛、腹泻、恶心、呕吐、里急后重、排黏液脓血样大便、便次频繁甚至失禁等。

发病急救

卧床休息、消化道隔离。食用易消化、高热量、高维生素食物。对于高热、腹痛、失水者给予退热、止痉治疗，口服含盐米汤或给予口服补液盐，呕吐者需静脉补液。

细菌性痢疾怎么吃

①忌食肉类浓汁和动物内脏。因为肉类浓汁和动物内脏中含有大量的含氮浸出物，如嘌呤碱和氨基酸等，会加重消化道负担。

②忌食粗纤维和易胀气食物，如芥菜、芹菜、韭菜、牛奶、糖、豆制品等。

③忌饮食辛辣刺激的食物，如韭菜、羊肉、辣椒、浓茶、烈酒、咖啡等。

④忌饮食生冷、寒凉、坚硬、滑腻的食物，如生冷瓜果、凉拌蔬菜、肥肉、奶油、冷饮等。

⑤食用一些清淡、易于消化的流质、半流质食物，如粥、汤、面条等。如果是好转期，呕吐停止，便次减少，可进食富含营养的流食或低脂无渣半流质饮食，如牛奶、豆浆、蛋羹、蛋汤等。

⑥全面补充营养。如果有失水现象可以口服补液药。

✅ **推荐食物：** 人参果、猕猴桃、木瓜、苹果、白菜、卷心菜、柿子椒、茄子、杏鲍菇、西蓝花、黄秋葵、紫米、麦仁、红米、猪瘦肉

❌ **忌吃食物：** 芥菜、芹菜、韭菜、牛奶、羊肉、肥肉、动物内脏、辣椒、豆豉、生冷瓜果、奶油、冷饮、大闸蟹

金樱子糯米粥

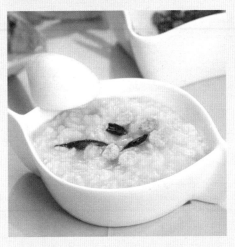

【原料】

糯米80克，金樱子适量，白糖3克

【制作】

1　糯米泡发洗净；金樱子洗净，下入锅中，加适量清水煎取浓汁备用。

2　锅置火上，倒入清水，放入糯米，以大火煮至米粒开花。

3　加入金樱子浓汁，转小火煮至粥呈浓稠状，调入白糖拌匀即可食用。

【调理功效】本品具有益气补虚、止痢的功效，适合反复发作型的痢疾患者。

冬瓜薏米煲老鸭

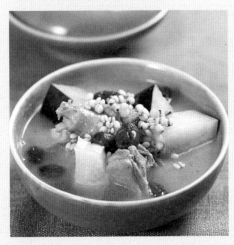

【原料】

冬瓜200克，鸭1只，红枣、薏米各少许，盐、胡椒粉、芝麻油、姜片各适量，食用油少许

【制作】

1　冬瓜洗净切块；鸭净毛，去内脏剁件；姜去皮切片；红枣泡发洗净。

2　油锅烧热，爆香姜片，加适量清水煮沸，下鸭焯烫，滤血水。

3　将焯烫后的鸭肉转入砂钵内，放入姜片、红枣、薏米，小火煲约60分钟，放入冬瓜煲至熟软，调味即可。

【调理功效】本品具有清热祛湿、滋阴润燥、凉血止痢的功效，适合湿热、阴虚型的痢疾患者食用。

鸡蛋燕麦糊

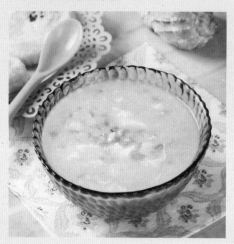

【原料】

燕麦片80克，鸡蛋60克，奶粉35克，白糖10克，水淀粉适量

【制作】

1　鸡蛋取出蛋清倒入一个干净的碗中，倒入奶粉，注入少许清水，拌匀。

2　砂锅中注水烧开，倒入燕麦片，拌匀，烧开后用小火煮约20分钟至熟软。

3　加入白糖，倒入调好的奶粉，拌匀，将水淀粉倒入锅中，倒入蛋清，拌匀即成。

【调理功效】常食燕麦能增强免疫力、宽肠通便，对于消化道症状有缓解作用。常食鸡蛋对于增强胃肠功能很有帮助。

清炒蒲公英

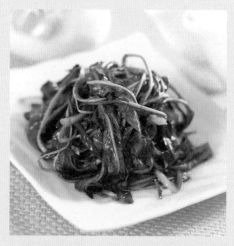

【原料】

蒲公英300克，盐3克，食用油适量

【制作】

1　蒲公英洗去泥沙，去黄叶。

2　将锅中注水烧沸，下入蒲公英焯透，捞出。

3　锅中放少许油烧热，下入蒲公英快炒，最后再调入盐调味炒匀即可。

【调理功效】本品具有清热解毒、利尿祛湿、凉血止痢的功效，适合湿热、疫毒型的痢疾患者。

忌吃食物

狗肉

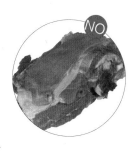

不宜吃的原因：

❶ 狗肉性温，是一种温补性很强的食物，细菌性痢疾者不宜食用，食之会助长大肠中的湿热之邪，从而加剧痢疾病情，加重腹痛、里急后重等症状。

❷ 关于狗肉的食用禁忌，《本草经疏》中说："发热动火，生痰发渴，凡病人阴虚内热，多痰多火者慎勿食之。"并且还有记载："治痢并非所宜。"

❸ 半生不熟的狗肉可致寄生虫感染，加重病情。

海参

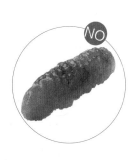

不宜吃的原因：

❶ 中医认为，海参为清补食物，有滋阴润燥的功效，凡是脾虚、便溏、下痢者均不宜食用。

❷ 关于海参的禁忌吃法，《本草求真》中说"泻痢遗滑之人忌之"。《饮食须知》中也有告诫："患泄泻痢下者勿食"，意即急性肠炎腹泻或者细菌性痢疾所致之腹泻，均应忌食海参。

❸ 海参含有许多微生物，若生吃容易引发痢疾。

甜瓜

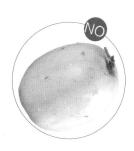

不宜吃的原因：

❶ 甜瓜性寒，可以止渴，除烦热，但会伤脾胃阳气，多吃容易"发冷病，破腹"，有慢性虚寒痢下之人忌食。

❷ 关于甜瓜的食用禁忌，在《本草衍义》中也指出："甜瓜，多食未有不下痢者。"《饮食须知》中也有相关记载："夏月过食，深秋泻痢，最为难治。"

急性肠炎

引起急性肠炎的原因主要有病毒感染、细菌感染、真菌感染、寄生虫感染、饮食被污染、暴饮暴食、滥用抗生素等。

症状表现

急性肠炎的主要症状有恶心、呕吐、腹痛、腹泻等。急性肠炎的并发症有出血、穿孔、中毒性肠扩张、息肉增生或癌变。

发病急救

①让患者保持安静，卧床休息，取俯卧位可使腹痛缓解，也可双手适当压迫腹部，可使腹痛缓解。

②没有确诊时不能吃止痛片，更不能打止痛针，同时严格禁食，以免掩盖重要的症状和加重病情。严密观察病情的变化，病情严重者应立即送往医院。

急性肠炎怎么吃

①急性肠炎初期，肠胃的消化吸收功能比较弱，患者可以吃流质食物，如大米粥、藕粉、鸡蛋面糊等。如果腹泻比较严重或出汗较多，还需要多喝一些汤水，如米汤、菜汤、果汁、淡盐水等。

②急性肠炎好转期，患者可以吃些容易消化及营养丰富的流质或半流质食物，如大米粥、细面条、蒸蛋羹、咸饼干等。每天进食4~5次，少食多餐。此时忌食牛奶和糖。

③急性肠炎恢复期，由于肠管对食物非常敏感，所以要特别注意节制饮食，多吃些清淡、软烂、温热的食物，不要过早地进食肥腻、生冷、坚硬以及多纤维食物，如芹菜、韭菜、蒜薹等。恢复期后2~3天即可按正常饮食进餐。

④腹泻严重者可吃些烤焦的馒头片或者煳米粥以收敛止泻。

✓ **推荐食物：** 米汤、馒头、面条、葡萄、小米粥、西红柿、白菜、油菜、大米粥、藕粉、鸡蛋面糊

✗ **忌吃食物：** 芹菜、韭菜、蒜薹、杏仁、香蕉、辣椒、咖啡、浓茶

鸡蛋大米粥

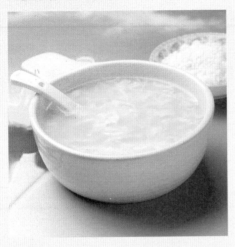

【调理功效】本品可刺激胃液分泌，有助于消化，对于因细菌感染引起的急性肠炎有防治作用。

【原料】

水发大米100克，鸡蛋1个

【制作】

1 取一碗，打入鸡蛋，用筷子搅散。

2 取出电饭锅，倒入大米，注入适量清水至水位线。

3 盖上盖，按"功能"键，选择"米粥"功能，开始蒸煮30分钟。

4 按"取消"键断电，倒入蛋液，拌匀，盛出煮好的粥，装入碗中即成。

芦笋马蹄藕粉汤

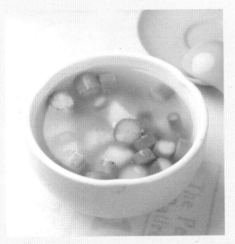

【调理功效】本品对于因急性肠炎引起的出血等并发症有防治作用。

【原料】

芦笋80克，马蹄肉100克，藕粉35克

【制作】

1 把藕粉装入碗中，加入少许清水，搅匀。

2 洗净的芦笋切成段；洗好的马蹄肉切成小块，备用。

3 锅中注水烧开，倒入芦笋、马蹄，拌匀，加盖，烧开后用中火煮约10分钟至熟。

4 揭盖，倒入调好的藕粉，转大火煮至汁水浓稠，盛出即可。

秦皮黄连芍药汤

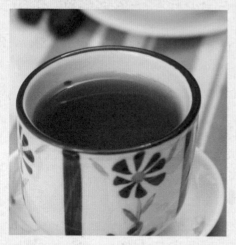

【调理功效】本品具有清热解毒、利湿止痛的功效，适合湿热型的急性肠炎患者饮用。

【原料】

秦皮、黄连、赤芍各9克

【制作】

1　将秦皮、黄连、赤芍洗净全部研为粗末，备用。

2　锅洗净，置于火上，再将上面所研制的药末全部放入锅中，往锅中注入适量的清水，以中火煎煮，熬取药汁。

3　过滤，取汁饮即可。

石榴苹果汁

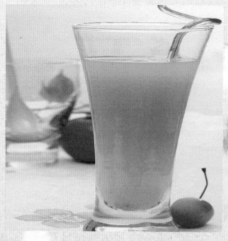

【调理功效】本品具有滋阴生津、涩肠止泻、消食导滞的功效，适合伤食型的急性肠炎患者。

【原料】

石榴、苹果、柠檬各1个，冰块适量

【制作】

1　石榴用清水洗净，剥开皮，取出果肉，备用。

2　将苹果用清水洗净，去核，切块，备用；柠檬洗净，切块。

3　将苹果、石榴、柠檬一起放进榨汁机，榨汁即可，依个人口味，可将适量冰块加入食用。

忌吃食物

柠檬

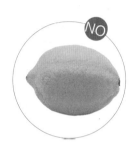

不宜吃的原因：

❶ 柠檬含有丰富的维生素 B_3 和有机酸，其味极酸，摄入过酸的食物可以在胃中产生刺激，使胃酸的分泌增加。过多的胃酸会侵袭胃肠黏膜，引起急性肠炎、胃炎，故急性肠炎患者和胃炎患者均不宜食用柠檬。

❷ 柠檬的酸度极强，其 pH 值低至 2.5，急性肠炎患者食用后会对其肠黏膜造成一定的刺激，使病情加重。

醋

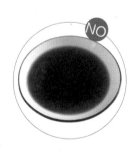

不宜吃的原因：

❶ 醋含有大量的有机酸，可促使胃的腺体分泌大量的胃酸，使胃酸增多，从而刺激胃肠黏膜，加重病情，因此急性肠炎患者不宜食用。

❷ 醋酸能够改变人体局部环境的酸碱度，从而使某些药物不能发挥作用或者使药物的作用减弱。急性肠炎患者常常使用抗酸剂，而醋可中和这些碱性药，使其失效。

冰激凌

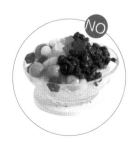

不宜吃的原因：

❶过多食用冰激凌，会刺激内脏血管，使胃肠的消化能力和杀菌能力减弱，使胃肠容易受感染而发生炎症病变，诱发急性胃炎、急性肠炎等疾病，还会引起腹泻，故急性肠炎患者食用冰激凌，会使病情加重。

❷冰激凌属于生冷食物，急性肠炎患者不适宜食用，尤其是寒邪客胃型的急性肠炎患者，食用后可加重其疼痛、嗳气吞酸、口淡不渴等症状。

慢性肠炎

慢性肠炎的致病原因有很多，如细菌、霉菌等微生物感染，变态反应等。除此之外，长期过度疲劳、过度紧张，加上营养不良、胃酸缺乏、胃大部切除术后等均可导致慢性肠炎发作。

症状表现

以腹痛、腹泻、肠鸣、下坠、大便带黏液或脓血，也有便秘或干稀便交替出现的情况，以病程缠绵、反复发作为特点。由于消化功能紊乱、营养来源不足，患者常出现消瘦、贫血、乏力，甚至衰弱的症状。严重者还会并发肠管大出血、肠穿孔，甚至癌变。

发病急救

慢性肠炎患者发病时，如伴有脱水的症状，可适当喝些淡盐开水、菜汤、米汤、果汁、米粥等来缓解，以此补充水、盐和维生素，有助于病情好转。

慢性肠炎怎么吃

①慢性肠炎患者可适当多食用一些低脂、少纤维的食品，选择一些容易消化的食品，如细挂面、烩面片、馄饨、嫩菜叶、鱼、虾、蛋及豆类制品等，以使肠管得到休息；切不可食用油腻、油炸食物，以免给肠胃造成负担。

②慢性肠炎患者要保持规律饮食，因为有规律地进餐，且定时定量，有助于形成条件反射，能够促进消化腺的分泌，从而起到促进消化的作用，对患者有益。

③慢性肠炎病人多半身体虚弱、抵抗力差，因而更应注意饮食卫生，不吃生冷、坚硬及变质食物，不喝酒，不吃辛辣刺激性强的调味品。

✅ **推荐食物：** 薏米、蚕豆、扁豆、糯米、猪肚

❌ **忌吃食物：** 排骨、红薯、土豆、白萝卜、西瓜、黄瓜、香蕉、桃子、枇杷、火龙果、杏仁、牛奶、蜂蜜

猪腰山药薏米粥

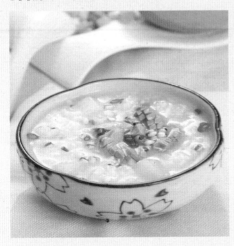

【调理功效】本品具有健脾化湿、补脾益气的功效，适合脾胃气虚型的慢性肠炎患者。

【原料】

猪腰100克，山药80克，薏米50克，大米120克，盐3克，芝麻油、葱花适量

【制作】

1　猪腰收拾干净，切花刀；山药洗净，去皮，切块；薏米、大米淘净，泡好。

2　锅中注水，下入薏米、大米、山药大火煮沸，再用中火煮半小时。

3　改小火，放入猪腰，至猪腰煮熟，调入盐调味，淋芝麻油，撒上葱花即可。

桂圆山药红枣汤

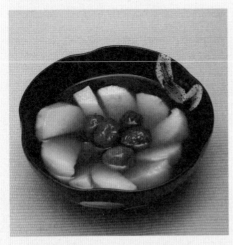

【调理功效】本品具有清热凉血、化湿、止泻的功效，适合湿热型的慢性肠炎患者。

【原料】

桂圆肉100克，新鲜山药150克，红枣6颗，冰糖适量

【制作】

1　山药削皮洗净，切小块；红枣洗净，泡发，备用。

2　煮锅加3碗水煮开，加入山药块煮沸，再下红枣，转小火慢熬。

3　待山药熟透、红枣松软，将桂圆肉洗净，掰散加入。

4　待桂圆的香甜味渗入汤中即可熄火，依据个人口味加入冰糖调味。

药材炖乌鸡汤

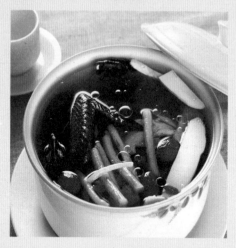

【调理功效】本品具有补气健脾、滋阴生津的功效，适合慢性肠炎患者食用。

【原料】

乌鸡1只，红枣、枸杞各5克，当归片6克，姜、山药、党参各10克，盐3克，鸡精、胡椒粉各2克

【制作】

1 乌鸡净毛去内脏洗净；党参洗净切段；当归片、红枣、山药、枸杞洗净；姜洗净去皮切片。

2 锅上火，爆香姜片，注入适量清水烧开，放入乌鸡焯去血水，捞出。

3 锅上火，倒入清汤，放进焯好的乌鸡及洗净的党参、枸杞、山药、当归、红枣等药材，大火炖约2小时，调入鸡精、盐、胡椒粉拌匀即成。

带鱼黄芪汤

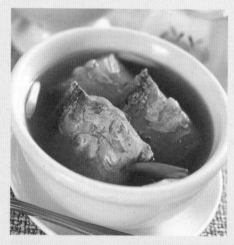

【调理功效】本品具有补气健脾、升阳举陷的功效，适合慢性肠炎患者食用。

【原料】

带鱼500克，黄芪30克，炒枳壳10克，料酒、盐、葱、姜、食用油各适量

【制作】

1 将黄芪、枳壳洗净，装入纱布袋中，扎紧口，成药包；葱洗净切段；姜洗净切片。

2 将带鱼去头，斩成段，洗净。

3 锅上火放入食用油，将鱼段下入锅内稍煎，再放入适量清水，放入药包、料酒、盐、葱段、姜片，煮至鱼肉熟，拣去药包、葱、姜即成。

忌吃食物

西瓜

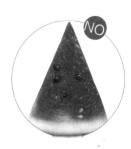

不宜吃的原因：

❶ 关于西瓜的食用禁忌，《本草纲目》有云："西瓜、甜瓜，皆属生冷，世俗以为醍醐灌顶，甘露洒心，取其一时之快，不知其伤脾助湿之害也。"故尤其是脾虚型的慢性肠炎患者不宜食用西瓜。

❷ 西瓜中含有的水分较多，食用后会冲淡胃里的消化液，影响胃的消化功能，诱发或加重慢性肠炎的消化不良症状。

土豆

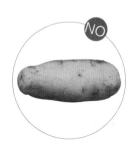

不宜吃的原因：

❶ 土豆含有大量的膳食纤维，具有宽肠通便的作用，但是对于慢性肠炎患者，尤其是伴有腹泻的患者则会加重病情，因此不宜食用。

❷ 土豆属于易产气的食物，其进入肠管后可酵解产生大量气体，从而引起腹胀、腹痛等症状，增加了慢性肠炎患者的痛苦。

排骨

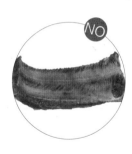

不宜吃的原因：

❶ 排骨的脂肪含量很高，可达 24.1%，脂肪有较难消化的特点，并且有润滑肠管的作用，慢性肠炎患者过多地摄入，一来增加了胃的消化负担，加重消化不良症状，二来还可能诱发腹泻或加重腹泻的症状。

❷ 临床经验表明，慢性肠炎患者在食用排骨等含动物脂肪较多的食物后往往会出现排便次数增多的情况，所以应慎食。

大肠癌

大肠癌的发生与高脂肪低纤维素饮食、大肠慢性炎症、大肠腺瘤、遗传因素和其他因素，如：血吸虫病、盆腔放射、环境因素（如土壤中缺钼）、吸烟等有关。

症状表现

大肠癌是常见的恶性肿瘤，包括结肠癌和直肠癌。早期无症状，或症状不明显，仅感不适、消化不良、大便潜血等。随着癌肿发展，症状逐渐出现，表现为大便习惯改变、腹痛、便血等症状。

发病急救

①避免剧烈运动，以免加重病情。

②病人应注意保护手术后造瘘口周围皮肤，每日使用温水、肥皂进行清洗，保持清洁干净。如有腐烂，可涂一点氧化锌软膏。

③注意饮食卫生，预防腹泻；如需外出，可服止泻剂以抑制肠蠕动。

大肠癌怎么吃

①饮食要以高蛋白、高维生素食物为主，可多食牛奶、鸡蛋、猪肝等。

②多吃新鲜蔬菜、水果、菌类等，以提高免疫力，抑制癌细胞的繁殖。

③如果结肠癌向肠腔凸起，肠腔变窄时，就要控制膳食纤维的摄入，因为摄入过多的膳食纤维会造成肠梗阻。此时应给予易消化、细软的半流质食物，如小米粥、藕粉汤、大米粥、玉米面粥、蛋羹、豆腐脑等。

④大肠癌患者平时一定要戒烟、酒，忌食辛辣刺激性食物，如大葱、大蒜、生姜、花椒、辣椒、桂皮等；忌食霉变、污染、坚硬、粗糙、油腻、黏滞不易消化的食物；忌食煎、炸、烟熏、腌制、生拌食物。

✓ **推荐食物：** 脱脂牛奶、卷心菜、芥菜、蘑菇、芝麻、南瓜子、花生

✗ **忌吃食物：** 猪油、牛油、肥肉、动物内脏、鱼子、干辣椒、花椒、大葱、生姜

核桃莲子黑米粥

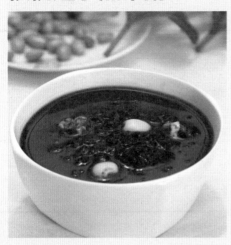

【原料】

黑米80克，莲子、核桃仁各适量，白糖4克

【制作】

1. 黑米泡发洗净；莲子去心洗净；核桃仁洗净。
2. 锅置火上，倒入清水，放入黑米、莲子煮开。
3. 加入核桃仁同煮至浓稠状，调入白糖拌匀即可。

【调理功效】本品具有滋补肝肾、养心安神的功效，适合肝肾阴虚型的结肠癌、直肠癌患者。

无花果木耳猪肠汤

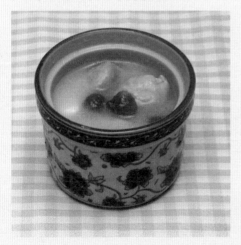

【原料】

无花果50克，马蹄100克，猪肠400克，猪瘦肉150克，黑木耳20克，花生油适量，淀粉少许，盐5克

【制作】

1. 无花果、黑木耳泡发1小时、洗净；马蹄洗净、去皮；猪肠用花生油、淀粉反复去腥味和黏液，再冲洗干净，焯水。
2. 将清水2000毫升放入瓦煲内，煮沸后加入以上材料，改用文火煲3小时，加盐调味即可。

【调理功效】本品有清热凉血、滋阴生津、润肠防癌的功效，适合湿热下注、肝肾阴虚型的结肠癌、直肠癌患者。

败酱草茶

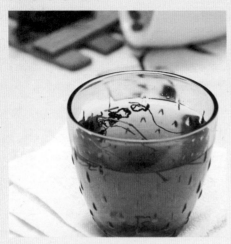

【调理功效】本品具有清热凉血、活血散瘀的功效，适合湿热下注、瘀毒内阻型的结肠癌、直肠癌患者。

【原料】

败酱草、白及、茜草、金银花各适量，白糖少许

【制作】

1　败酱草、白及、茜草、金银花分别洗净。

2　砂锅内加水适量，入败酱草、白及、茜草熬煮5分钟，再加入金银花熬煮5分钟。

3　加入适量白糖调味即可。

甜酒煮阿胶

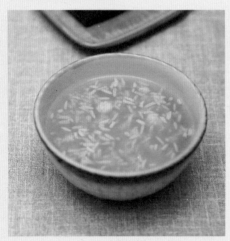

【调理功效】本品具有滋补肝肾、活血补血的功效，适合肝肾阴虚、气血两虚型的结肠癌、直肠癌患者。

【原料】

甜酒500毫升，阿胶15克，片糖适量

【制作】

1　阿胶洗净、泡发。

2　将锅洗净，加水适量，将甜酒倒入，加热至沸腾。

3　放入泡好的阿胶后搅匀，将大火转为小火，待开。

4　再加入片糖，继续加热，至阿胶、片糖全部溶化即可。

熟地首乌猪蹄汤

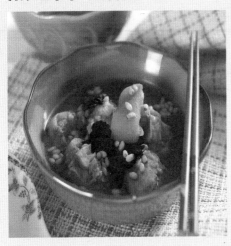

【调理功效】本品具有滋补肝肾、润肠通便的功效，适合肝肾阴虚型、气血两虚型的结肠癌、直肠癌患者。

【原料】

熟地黄30克，何首乌30克，松子仁20克，猪蹄500克，盐5克，生姜3片，食用油适量

【制作】

1　熟地黄、何首乌洗净，浸泡；松子仁洗净，拍烂。

2　猪蹄斩件，洗净，余水；油锅烧热，下姜片，将猪蹄爆炒5分钟。

3　将清水1200毫升放入瓦煲内，煮沸后加入以上材料，煲开后改用文火煲3小时，加盐调味即可。

三棱散结酒

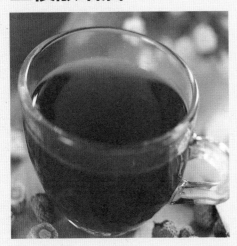

【调理功效】本品具有破血行气、温肾散结的功效，适合瘀毒内阻、肝肾阳虚型的结肠癌、直肠癌患者。

【原料】

北沙参12克，覆盆子12克，三棱9克，仙灵脾12克，黄精15克，鱼腥草15克，白酒500毫升

【制作】

1　将以上材料放入棉布袋中，置入真空罐中。

2　倒入白酒没过药材，封口，1个月后即可饮用。

忌吃食物

皮蛋

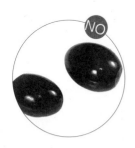

不宜吃的原因：

❶ 皮蛋是用混合纯碱、石灰、盐、氧化铝等包裹鸭蛋腌制而成，其中含有铅，经常食用可引起铅中毒，导致失眠、注意力不集中、贫血、脑功能受损、思维缓慢、关节疼痛等症状。

❷ 皮蛋容易受沙门菌感染，结肠癌、直肠癌患者食用后，沙门菌会在肠内引发炎症，产生内毒素，引起中毒。

狗肉

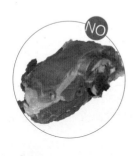

不宜吃的原因：

❶ 狗肉性温，有补虚助阳的功效，但是对于湿热下注型的结肠癌、直肠癌患者却不适宜，食用后容易致使症状加重。

❷ 狗肉是发物，结肠癌、直肠癌患者食用后可加重病情，使症状加剧；术后食用狗肉，有可能导致癌症复发，故结肠癌、直肠癌患者不宜食用狗肉。

腊肉

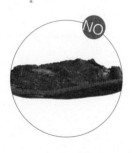

不宜吃的原因：

❶ 腊肉是将动物肉经过腌制，然后经过烘烤等工序制作出来的，在这些过程中，会产生苯并芘、亚硝酸盐等有害物质。这些物质都可致癌，结肠癌、直肠癌患者食用后会促进癌症的恶化，影响病情。

❷ 结肠癌、直肠癌术后的患者需要摄入足够的营养元素以促进恢复，但是腊肉在制作过程中，肉中许多的维生素和微量元素都已丧失，不适宜癌症患者食用。

忌吃食物

蟹

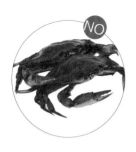

不宜吃的原因：

❶ 蟹性寒，多食容易导致腹泻、腹痛，而且结肠癌、直肠癌患者肠胃功能较差，食用后更加容易引起不适，增加患者的痛苦，加重病情，因此不适宜使用。

❷ 蟹和虾一样，为海鲜发物，结肠癌、直肠癌患者食用后，极有可能引起癌症病情加重，因此不适宜食用。

酸菜

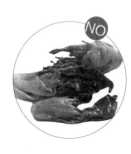

不宜吃的原因：

❶ 酸菜在腌渍过程中，随同乳酸菌一起繁殖生长的其他杂菌可分解合成产生亚硝酸和胺，而这两者又可结合生成亚硝胺。亚硝胺是一种强致癌物，结肠癌、直肠癌患者食用后可加剧病情的恶化。

❷ 酸菜经过腌渍后，很多营养成分如维生素C等都已经被破坏掉，这对于需要营养支持的结肠癌、直肠癌患者并不适宜。

榴莲

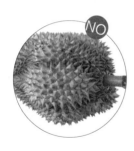

不宜吃的原因：

❶ 榴莲性热而滞，多数的早、中期癌症病人都有阴虚内热情况，应忌食性温热的食物以免症状加重，湿热下注型的结肠癌、直肠癌患者更加不宜食用。

❷ 榴莲属于高脂水果，含有大量的饱和脂肪酸，有研究证明，癌症的发生可能与饱和脂肪酸的作用有一定的关系。而大量的脂肪摄入，会加重胃肠的负担，因此对病情不利。

急性胃炎

患急性胃炎的原因主要有食用过冷、过热、过硬或刺激性的食物，以及酗酒、服用药物、细菌或病毒感染等。

症状表现

急性胃炎的主要症状有上腹饱胀、腹痛、食欲不振、嗳气、恶心、呕吐、腹泻、发热，严重者可能脱水、酸中毒或休克等。

发病急救

①腹痛者可行局部热敷，疼痛剧烈者给予解痉止痛药，如阿托品、复方颠茄片、山莨菪碱等。

②剧烈呕吐时可注射甲氧氯普胺（胃复安）。

③必要时给予口服H2受体拮抗药，如西咪替丁、雷尼替丁，减少胃酸分泌，以减轻黏膜炎症。

急性胃炎怎么吃

①多喝水。急性胃炎患者常有呕吐、腹泻等症状，失水较多，因此需补充液体，可供给鲜果汁、藕粉、米汤、蛋汤等流质食物，也可交替饮用温的淡盐水和淡红茶水、煮菜水。

②当患者呕吐停止、腹泻次数减少后，可以喝少量的小米汤，逐渐过渡吃一些粥、软面条等。

③饮食宜清淡，忌食油腻、辛辣刺激、促进肠胃蠕动和引起胀气的食物，如油炸食品、肥肉、鸡皮、酒、辣椒、花椒、胡椒、桂皮、八角、小茴香、芹菜、韭菜、牛奶等。

✓ **推荐食物：** 果汁、米汤、蛋汤、面食、粥类、瘦肉、藕粉、山药、木瓜

✗ **忌吃食物：** 生冷瓜果、肥肉、油酥点心、奶油、辣椒、芥末、火腿、香肠、腌肉、牛肉、含纤维素较多的蔬菜、刺激性强的饮料和调味品

胡萝卜菠菜碎米粥

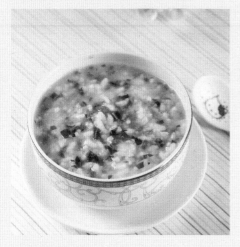

【调理功效】本品对于预防小儿急性肠胃炎十分有益。

【原料】

胡萝卜30克，菠菜20克，软米饭150克，盐2克

【制作】

1　将洗净的胡萝卜切片，再切成丝，改切成粒；洗好的菠菜切碎。

2　锅中注水烧开，倒入适量软饭，拌匀，盖上盖，用小火煮20分钟至软饭熟烂。

3　揭盖，倒入切好的胡萝卜，搅拌匀，放入备好的菠菜，拌匀煮沸。

4　加入盐，拌匀调味即可。

百合葛根粥

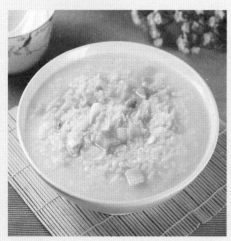

【调理功效】本品有助于急性胃炎患者的调养。

【原料】

鲜百合35克，葛根160克，水发大米150克，盐2克

【制作】

1　将洗净去皮的葛根切条，切小块。

2　锅中注水烧开，倒入洗净的大米，放入葛根块，搅拌，盖上盖，用大火烧开后转小火煮约30分钟。

3　揭开盖，放入洗净的百合，搅拌匀，再盖上盖，用小火续煮约15分钟，至食材熟透。

4　取下盖子，搅拌几下，加入少许盐，搅匀调味，续煮至食材入味即成。

车前草猪肚汤

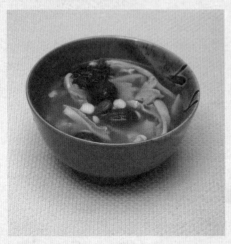

【调理功效】本品具有健脾、补虚、利湿的功效，适合湿热中阻型的急性胃炎患者。

【原料】

赤豆30克，猪肚2个，猪肉250克，蜜枣3颗，鲜车前草150克，薏米30克，南北杏10克，盐5克，食用油、淀粉各适量

【制作】

1　猪肚用食用油、淀粉反复搓擦，以去除黏液和异味，洗净，飞水后，切块。

2　鲜车前草、薏米、赤豆、南北杏等分别洗净。

3　将1600毫升清水放入瓦煲内，煮沸后加入所有原材料，大火煲滚后改用小火煲两小时，加盐调味即可。

苋菜嫩豆腐汤

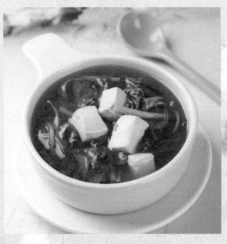

【调理功效】苋菜有健胃消食的作用。本品清淡，有改善胃炎的作用。

【原料】

苋菜叶120克，豆腐块150克，姜片、葱花各少许，盐2克，食用油少许

【制作】

1　锅中注入适量清水烧开，倒入洗净切好的豆腐，煮约90秒后捞出。

2　锅中注入适量食用油，放入姜片，爆香，倒入苋菜叶，翻炒至熟软。

3　向锅中加入适量清水，搅拌匀，煮约1分钟，倒入煮好的豆腐，搅拌匀。

4　加入盐，拌匀调味，盛出煮好的汤料，装入碗中，撒上葱花即可。

忌吃食物

炸薯条

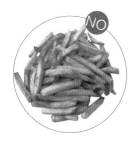

不宜吃的原因：

❶ 由于其制作过程的特殊性，炸薯条是富含油脂和脂肪的食物，它们不容易被消化，急性胃炎患者食用后，会加重其胃的消化负担，不利于病情。

❷ 炸薯条的原料主要为土豆。土豆等含淀粉的食物在高温烹炸下会产生过量的丙烯酰胺，丙烯酰胺是一种致癌物质，对于急性胃炎患者的病情不利。

冰激凌

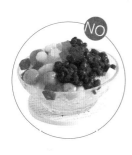

不宜吃的原因：

❶ 进食冰激凌若过多过快，会刺激内脏血管，使局部出现贫血，使胃肠的消化能力和杀菌能力减弱，导致胃肠容易受感染而发生炎症病变，诱发急性胃炎、急性肠炎等疾病。

❷ 冰激凌属生冷食物，肠胃较弱的人不适宜食用太多，尤其是寒邪客胃型的急性胃炎患者，食用过多的冰激凌可加重其疼痛、恶心呕吐、嗳气吞酸、口淡不渴等症状。

浓茶

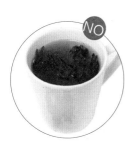

不宜饮的原因：

❶ 饮用浓茶会稀释胃液，降低胃液的浓度，使胃的消化功能减弱，不能正常地消化食物，食物滞留和消化不完全就可导致消化不良、腹痛、腹胀等症状，对于急性胃炎患者来说，无疑是加剧了其症状，使病情加重。

❷ 浓茶可以刺激胃的腺体，使胃酸分泌增多；浓茶中的茶碱还会损伤胃黏膜屏障，使之出现炎症甚至发生溃疡性的改变，从而加重急性胃炎的病情。

慢性胃炎

慢性胃炎的原因主要有：幽门螺旋杆菌感染，刺激性物质，药物，口腔、咽部的慢性感染，胆汁反流，X线照射，环境变化，精神紧张等。

症状表现

大多数胃炎病人常无症状或有程度不同的消化不良症状，如上腹隐痛、食欲减退、餐后饱胀、泛酸等。慢性萎缩性胃炎患者可有贫血、消瘦、舌炎、腹泻等症状，个别病人伴黏膜糜烂、上腹痛，并有出血症状，如呕血、黑便。慢性胃炎常常反复发作，无规律性腹痛，疼痛经常出现于进食过程中或餐后，多数位于上腹部、脐周，部分患者部位不固定。

发病急救

①疼痛发作时可用阿托品、普鲁本辛、颠茄合剂等。胃酸增高可用PPI质子泵抑制剂如雷贝拉唑、兰索拉唑、奥美拉唑等。

②胆汁反流明显者可用胃复安和吗丁啉以增强胃窦部蠕动，减少胆汁反流。铝碳酸镁片、消胆胺、硫糖铝可与胆汁酸结合、减轻症状。

慢性胃炎怎么吃

①忌食过酸、过辣等刺激性食物和油腻、生冷、不易消化的食物，如柠檬、猪皮、油酥点心、奶油、孜然、芥末、腊肠等。

②忌饮浓茶、咖啡等有刺激性的饮料。

③吃饭时要细嚼慢咽，使食物充分与唾液混合，有助于消化并减轻肠胃负担。

④饮食要定时定量，少食多餐，营养丰富，多吃含B族维生素、维生素A、维生素C的食物，如白菜、芹菜、红薯、菜花、豆芽、茼蒿、萝卜等。

✔ **推荐食物：** 馒头、豆浆、白菜、红薯、菜花、豆芽、茼蒿、萝卜、瘦肉、西红柿、山楂、芹菜、菠菜

✘ **忌吃食物：** 生冷瓜果、肥肉、奶油、辣椒、花椒、芥末、香肠、腊肉、咸鱼、皮蛋

糙米糯米胡萝卜粥

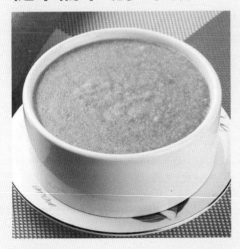

【调理功效】糙米对胃肠功能紊乱的患者有一定的疗效，常喝此粥有益于改善慢性胃炎症状。

【原料】

糙米、粳米、糯米各60克，胡萝卜100克，盐少许

【制作】

1　将胡萝卜洗净，切丁。

2　取榨汁机，选择干磨刀座组合，倒入糙米、糯米、粳米；选择"干磨"功能，将糙米、糯米和粳米磨成米碎，倒出磨好的米碎；选择搅拌刀座组合，杯中放入胡萝卜丁、清水，选择"搅拌"功能榨汁。

3　把胡萝卜汁倒入锅中，加入米碎拌匀，用小火煮沸，搅拌90秒，放少许盐拌匀入味即可。

香菇蒸蛋羹

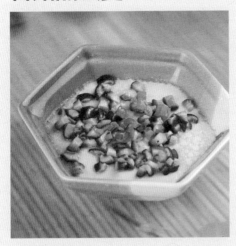

【调理功效】香菇可健脾胃。鸡蛋有益于改善因消化不良引起的慢性胃炎。

【原料】

鸡蛋2个，香菇50克，葱花少许，盐3克，生粉10克，芝麻油适量，生抽5毫升，食用油适量

【制作】

1　将洗净的香菇切丁。

2　锅中注水烧开，倒入香菇丁煮约半分钟，捞出，加生抽、盐、生粉、芝麻油拌匀制成酱料；鸡蛋打入碗中，加少许盐、清水搅拌成蛋液。

3　蒸锅烧开，放入蛋液，小火蒸10分钟，放上酱料，中火蒸约5分钟至熟，撒葱花即成。

茼蒿鲫鱼汤

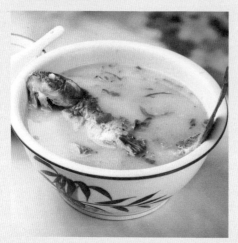

【调理功效】茼蒿里含有粗纤维，有助于肠管蠕动，能促进排便。

【原料】

鲫鱼400克，茼蒿90克，姜片、枸杞各少许，盐3克，料酒5毫升，胡椒粉少许，食用油适量，鸡粉适量

【制作】

1 将洗净的茼蒿切段，装入盘中。

2 用油起锅，爆香姜片，放入处理好的鲫鱼，小火煎至两面断生。

3 淋入料酒，注水，加入少许盐、鸡粉、枸杞，用大火煮约5分钟，至鱼肉熟软。

4 倒入茼蒿拌匀，撒入胡椒粉搅匀，续煮至熟透，装入汤碗中即成。

茄汁菜花

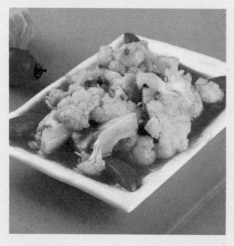

【调理功效】本品对于轻度慢性胃炎患者有食疗作用。

【原料】

菜花200克，红椒片30克，盐、白糖各4克，番茄酱12克，食用油少许

【制作】

1 将洗好的菜花切成小块。

2 锅中注入清水烧开，放入少许盐、食用油，倒入菜花和红椒片，煮1分钟，捞出备用。

3 另起锅，注油烧热，下入菜花和红椒片炒匀，放入番茄酱、清水，快速拌炒匀，调入盐、白糖，拌炒至食材入味即可。

忌吃食物

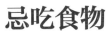

浓咖啡

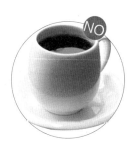

不宜饮的原因：

❶ 咖啡中含有一种黄嘌呤生物碱化合物——咖啡因，咖啡因是一种中枢神经兴奋剂，可兴奋人的中枢神经，兴奋心肌。慢性胃炎患者多伴有精神状况不佳，多饮咖啡会影响睡眠质量，久之会导致神经衰弱。

❷ 咖啡中的咖啡因成分可刺激胃的腺体分泌胃酸，导致胃酸浓度增加，破坏胃黏膜屏障，直接加重慢性胃炎的病情。

洋葱

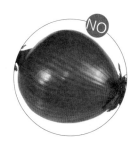

不宜吃的原因：

❶ 洋葱的鳞茎和叶子中含有一种称为硫化丙烯的油脂性挥发物，具有辛辣味和一定的刺激性，可刺激胃的腺体，使胃酸分泌增多，加重慢性胃炎的病情。

❷ 洋葱在体内的消化吸收过程中，容易产生过量的气体，导致腹胀症状，不利于慢性胃炎患者的病情。

芸豆

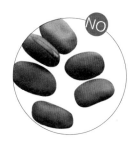

不宜吃的原因：

❶ 芸豆营养丰富，蛋白质、钙、铁、B族维生素的含量都很高，但是芸豆在消化吸收的过程中会产生过多的气体，导致腹胀，不利于慢性胃炎患者的病情。

❷ 芸豆的籽粒中含有一种毒蛋白，生吃或夹生吃都会导致腹泻、呕吐等现象，加重慢性胃炎的病情。但在高温的作用下可把毒素完全破坏掉，所以在烹煮芸豆时，最好在100℃的温度下，焖炒30分钟以上。

胃下垂

胃下垂的原因主要有：膈肌活动力降低，腹腔压力降低，腹肌收缩力减弱，胃膈韧带、胃肝韧带、胃脾韧带、胃结肠韧带过于松弛等。

症状表现

胃下垂的主要症状有：腹胀、腹痛、恶心、呕吐、便秘等。胃下垂患病时间较长的人常有头晕、头痛、失眠、心悸、乏力的并发症，少数人甚至出现忧郁症的症状。

发病急救

上腹不适、隐痛、消化不良等可参照慢性胃炎治疗。腹胀、胃排空缓慢者，可供给吗丁啉或胃复安。

胃下垂怎么吃

①少食多餐、细嚼慢咽。由于胃下垂患者消化功能减弱，过多饮食，会使食物滞留于胃内，引起消化不良。

②食物应细软、清淡、易消化。主食应以软饭为主，如吃面条要煮透、煮软；副食要剁碎炒熟，少吃生冷蔬菜。

③多吃一些温补的食品，如牛肉、羊肉、红枣、鸡肉、生姜等，可以祛除脾胃的寒气、缓解症状。多吃一些对胃有益处的食物，如胡萝卜、莲子、山药等。

④宜少食多餐，避免暴饮暴食。忌吃生冷、油腻、辛辣刺激的食物，如生冷瓜果、肥肉、油酥点心、辣椒、芥末、香肠、腌肉等。忌饮水过量，忌饮各种饮料。刺激性强的食物会使胃下垂患者的泛酸、胃灼热症状加重，延缓病情好转，故而应尽量少吃、少喝这些食物。

✓ **推荐食物：**大米、猪肚、牛肉、羊肉、红枣、鸡肉、胡萝卜、酸奶、山楂、丝瓜、豆腐、黄芪

✗ **忌吃食物：**生冷瓜果、蕨菜、干菜、肥肉、猪头肉、油酥点心、朝天椒、芥末、香肠、腌肉、驴肉、咸鱼干、白酒

板栗牛肉粥

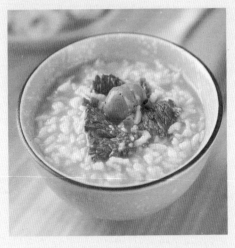

【调理功效】经常食用此粥可强身健体、健脾胃、益气补肾，对于防治胃下垂有一定的食疗功效。

【原料】

水发大米120克，板栗肉70克，牛肉片60克，盐2克，鸡粉少许

【制作】

1　砂锅中注入适量清水烧热，倒入洗净的大米，搅匀，烧开后用小火煮约15分钟。

2　再倒入洗好的板栗肉，拌匀。

3　盖上盖，用中火煮约20分钟，至板栗熟软。

4　揭盖，倒入备好的牛肉片，拌匀，加入盐、鸡粉，搅拌匀，用大火略煮，至肉片熟透即可。

胡萝卜红枣鸡汤

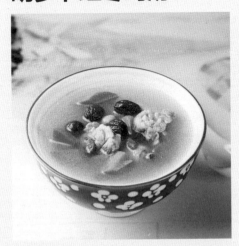

【调理功效】胃下垂患者常出现胃肠动力差、消化不良的症状。鸡腿肉能增强胃消化功能；胡萝卜能促进肠管蠕动。

【原料】

鸡腿100克，胡萝卜90克，红枣20克，枸杞10克，姜片少许，盐、鸡粉各2克，料酒15毫升

【制作】

1　洗净去皮的胡萝卜切成丁；洗好的鸡腿斩成小块。

2　锅中注水烧开，淋入料酒，倒入鸡块，氽去血水，捞出。

3　砂锅中注水烧开，放入胡萝卜丁、枸杞、红枣、鸡块、姜片、料酒，烧开后转小火炖30分钟，加入盐、鸡粉，煮至入味即可。

半夏薏米汤

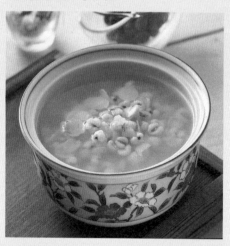

【原料】

半夏、薏米、百合、冰糖各适量

【制作】

1 半夏用水略冲。

2 将半夏、薏米、百合一起放入锅中，加水1000毫升煮至薏米熟烂。

3 加入冰糖调味即可。

【调理功效】本品具有燥湿化痰、降逆治呕的功效，适合痰湿中阻型的胃下垂患者。

玉竹西洋参茶

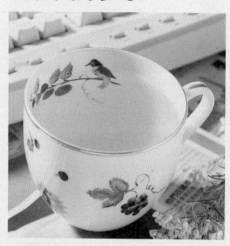

【原料】

玉竹20克，西洋参3片，蜂蜜15克

【制作】

1 先将玉竹与西洋参用600毫升沸水冲泡30分钟。

2 滤渣待凉后，加入蜂蜜，拌匀即可。

【调理功效】本品具有滋阴生津、补虚损的功效，适合胃阴亏虚的胃下垂患者。

忌吃食物

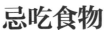

蚕豆

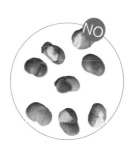

不宜吃的原因：

❶ 蚕豆质地较硬，不容易消化，对于伴随有消化不良、胃肠动力差等症状的中度胃下垂患者来说，无疑是加重了胃的消化负担，影响胃下垂的病情，同时还有可能损伤胃黏膜，引发胃炎。

❷ 关于蚕豆的食用禁忌，中医认为，中焦虚寒者不宜食用，故脾胃阳虚型的胃下垂患者应忌吃蚕豆，否则不利于病情控制。

烤肉

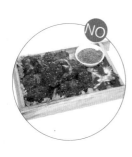

不宜吃的原因：

❶ 经过烤制后的动物肉不容易被消化，食之会加重胃下垂患者胃的负担，而且肉在烤制的过程中还加入了孜然、胡椒、辣椒等刺激性的调味料，可刺激胃腺体分泌胃酸，过多的胃酸会损伤胃黏膜，引发胃炎等症。

❷ 肉类食物在烤制的高温中会分解产生基因突变物质，这些基因突变物质有可能会导致癌症的发生，不利于胃下垂患者的病情。

花生

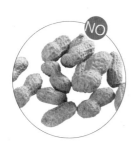

不宜吃的原因：

❶ 中度胃下垂患者多出现胃肠动力差、消化不良等症状，而据测定，花生果内脂肪含量极为丰富，达到44%~45%，而脂肪不容易被消化，从而加重了胃的消化负担，不利于胃下垂患者的病情。

❷ 花生质地较硬，不容易被胃液消化，同时还有可能损伤胃黏膜，引发胃炎，食物的堆积也会使胃下垂的程度加重。

胃结石

因进食某种物质后在胃内形成的石性团块状，按其组成团分不同分为植物性、毛发性和混和性3种。胃结石可发生在任何年龄阶段的人身上。

症状表现

胃结石的主要症状是上腹不适、腹胀腹痛、恶心呕吐、食欲不振、消化不良或胃灼热等，情况较严重的话可能会导致胃穿孔和胃出血。

发病急救

当被确诊为胃结石以后，患者要及时接受胃镜检查和相关治疗，防止病情恶化。

胃结石怎么吃

①当感到肠胃不适时，胃结石患者就应避免进食肥甘厚腻、辛辣刺激的食物，以免刺激胃部。

②胃结石患者的饮食要保持规律，饮食的种类也要科学均衡，主食和辅食要适当搭配。

③胃结石患者要避免暴饮暴食，避免酗酒、抽烟，调整好生活状态，才有助于病情的恢复。

④胃结石患者要保持心情舒畅和放松，多参与集体活动，融入轻松愉悦的氛围。

✓ **推荐食物：** 蔬菜、面食、鱼肉、生花生米等

✗ **忌吃食物：** 柿子、黑枣、山楂、椰子和果核类食物

茯苓粥

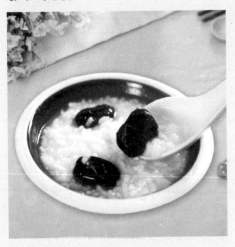

【原料】

大米70克，薏米20克，白茯苓10克，红枣适量，白糖3克

【制作】

1 大米、薏米均泡发，用清水洗净；白茯苓、红枣用清水洗净。

2 锅置火上，倒入清水，放入大米、薏米、红枣、白茯苓，以大火煮开。

3 待煮至浓稠状时，调入白糖拌匀即可。

【调理功效】本品具有渗湿利水、健脾和胃的功效，适合胃结石患者食用。

百合参汤

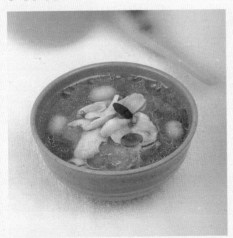

【原料】

水发百合30克，水发莲子50克，沙参10克，冰糖适量

【制作】

1 将水发百合、水发莲子均用清水洗净；沙参用温水清洗，备用。

2 净锅上火，倒入适量清水，调入冰糖。

3 下入沙参、水发莲子、水发百合煲至熟即可。

【调理功效】本品具有益胃生津、滋阴润燥的功效，适合胃结石患者食用。

麻酱茄子

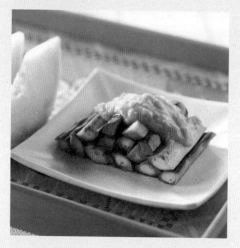

【原料】

茄子2根，大蒜头2瓣，芝麻酱50克，盐3克，芝麻油少许

【制作】

1 蒜头洗净拍碎，切成末。

2 将芝麻酱、盐、芝麻油、蒜末拌匀。

3 茄子用清水洗净，切条状，装入盘中，入锅蒸8分钟，待凉后，淋上拌匀的调料即可。

【调理功效】本品具有活血化瘀、止血凉血、清热泻火的功效，适合胃结石患者食用。

清炖鸭汤

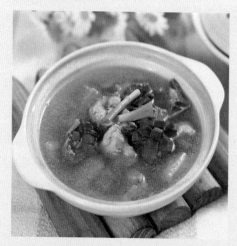

【原料】

净鸭肉250克，鸭肾1个，葱白5克，生姜、食用油、黄酒、盐各适量

【制作】

1 将鸭肉洗净切块；鸭肾剖开，去黄皮和杂物，洗净切成四块；生姜洗净拍松；葱白洗净切段。

2 汤锅置旺火上，下油烧热，放入鸭块、鸭肾、葱白、黄酒、生姜，爆炒10分钟，起锅盛入砂锅内。

3 在砂锅内加入清水750毫升，置小火上清炖3个小时，放入盐调味即可。

【调理功效】本品养阴生津、补气健胃，适合胃结石患者食用。

忌吃食物

糯米

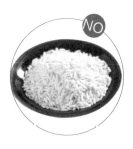

不宜吃的原因：

❶ 现代研究发现，糯米的主要成分——淀粉中葡萄糖分子缩合时的连接方式与其他粮食的有所不同，其属于支链淀粉，人食用后很难消化，胃结石患者食用后会增加胃的消化负担，加重消化不良症状。

❷ 糯米难以被消化，会滞留在胃内，时间长了便会刺激胃壁细胞及胃幽门部的细胞，促使胃酸分泌增加，胃结石患者食后可使疼痛加剧，加速诱发胃穿孔等。

芥末

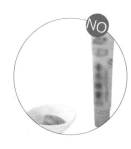

不宜吃的原因：

❶ 胃结石是由于进食的某种食物储存在胃内没有被消化，凝结成块而致，可能会伴随胃穿孔症状。芥末具有强烈的刺激性辣味，这种辣味来源于它含有的芥子油，这种强烈刺激性辣味对于胃结石是很不利的，它会加重胃结石的不适症状。

❷ 芥末性热，湿热中阻型的胃结石患者，食用后可加重其上腹不适、恶心呕吐等症状，所以应该忌食。

山楂

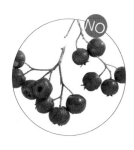

不宜吃的原因：

❶ 山楂中含有鞣酸，这种鞣酸可与胃酸结合形成胃石，其在胃中滞留时间过久，就会引起胃溃疡、胃出血甚至胃穿孔，这对于本身就患有胃结石的患者来说，非常不利，会直接危害到生命安全。

❷ 山楂含有大量的有机酸、果酸、山楂酸、枸橼酸等，食用后可刺激胃酸的分泌，使胃酸增加，从而刺激胃黏膜，加重胃结石症状。

胃出血

胃溃疡患者进食烈酒导致血管破裂，从而引起患部出血，或者在精神上受到较大的刺激，致使原本将破未破的血管充血都会导致胃出血。

症状表现

胃出血最常见的症状是呕血和便血，也可能伴随有恶心、呕吐、心慌、面色苍白、血压下降、脉快无力甚至晕厥的症状。

发病急救

要注意做好紧急措施和疗法准备，如果感觉不适最好马上就医。

胃出血怎么吃

①胃出血患者要禁食一些质地较硬的食物，主要吃一些流质食物，例如清粥、米汤等。

②胃出血患者要尽量少食多餐，切忌一次性进食过多，以免增加胃部负担，反而加重病情。

③胃出血患者应尽量避免进食过冷或过热的食物，以免刺激肠胃，引起不适。

④胃出血患者要非常注意生活规律，保持作息正常，养成良好的生活习惯有助于病情恢复。

⑤胃出血患者要保持良好的精神状态，因为长期处于压力下或不良情绪中会加重病情。

✓ **推荐食物：** 荠菜、西瓜、牛奶、郁李仁

✗ **忌吃食物：** 羊肉、生姜、辣椒、胡椒、茴香

荠菜粥

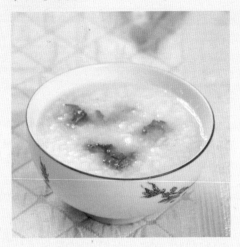

【原料】

鲜荠菜90克，粳米100克，盐适量

【制作】

1 将鲜荠菜择洗干净，切段。

2 将粳米淘洗干净，放入锅内，煮至将熟。

3 把切好的荠菜放入锅内，用小火煮至熟，以盐调味即可。

【调理功效】本品具有清热凉血、润肠通便的功效，适合胃出血患者食用。

西瓜玉米粥

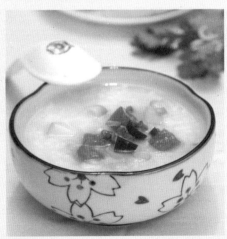

【原料】

西瓜、玉米粒、苹果各20克，牛奶100毫升，糯米100克，白糖3克

【制作】

1 糯米洗净，用清水浸泡半小时；西瓜洗净切开取果肉；苹果洗净切小块；玉米粒洗净。

2 锅置火上，放入糯米，注入清水煮至八成熟。

3 放入西瓜肉、苹果块、玉米粒煮至粥将成，倒入牛奶稍煮，加白糖调匀便可。

【调理功效】本品有健脾和胃、补中益气的作用，胃出血患者食用有一定的辅助治疗作用。

香蕉牛奶汁

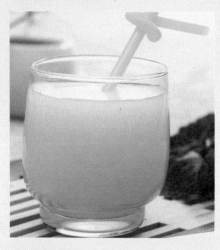

【原料】

香蕉1根，牛奶50毫升，火龙果少许，冰块适量

【制作】

1 将香蕉去皮，切成段，备用。

2 将火龙果去皮，切成大小均匀的小块，备用。

3 将火龙果块与牛奶、香蕉块一起放入榨汁器中，搅打成汁。

4 最后将榨汁器所制得的香蕉牛奶汁倒入杯中即可，根据口味，可适当加冰块。

【调理功效】本品具有滋阴润肠的功效，适合胃出血患者食用。

藕汁郁李仁蒸蛋

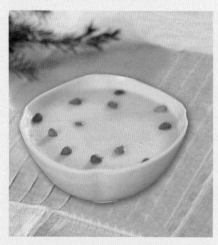

【原料】

郁李仁8克，鸡蛋1个，藕汁适量，芝麻油、盐各适量

【制作】

1 将郁李仁洗净，与藕汁调和，使两者充分混匀。

2 鸡蛋打入碗中，加少许水和盐，与郁李仁、藕汁调匀。

3 将食材放入蒸锅蒸熟，取出，淋少许芝麻油即可。

【调理功效】本品有养阴益胃、凉血止血的功效，是胃出血患者食疗佳品。

忌吃食物

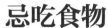

羊肉

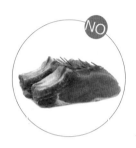

不宜吃的原因：

❶ 中医认为，羊肉性热，食用后可助热上火，胃出血患者食用过多的羊肉可使胃黏膜的血管扩张，不利于止血，因此不宜食用。

❷《千金·食治》中告诫："暴下后不可食羊肉、髓及骨汁。"意指痢疾、胃出血等患者不宜食用羊肉、动物的骨髓、骨头汤。

茴香

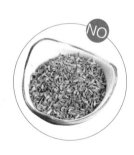

不宜吃的原因：

❶ 茴香性温，偏燥热，故胃出血患者不宜食用，食之可加重其呕血、黑便等症状。

❷ 茴香是常用的调料，它和辣椒、胡椒一样具有较强烈的刺激性，食用后可刺激胃黏膜，使胃黏膜充血，因此胃出血患者不适宜食用。

胡椒

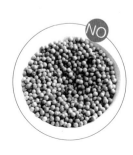

不宜吃的原因：

❶ 关于胡椒的食用禁忌，《本草纲目》中提到"大辛热，纯阳之物，肠胃寒湿者宜之。热病人食之，动火伤气，阴受其害"。因此胃出血患者不宜食用胡椒，对病情恢复不利。

❷ 中医认为，胃出血患者应忌食辛辣刺激的食物，而胡椒含有胡椒碱和胡椒脂碱等，具有一定的刺激性，胃出血患者不宜食用。

胃癌

长期食用熏烤、盐腌食品的人群患胃癌的概率高；吸烟者的胃癌发病危险性较不吸烟者高50%。

症状表现

胃癌是最常见的消化道恶性肿瘤。多数胃癌早期病人无明显症状，少数人有恶心、呕吐或是类似溃疡病的上消化道症状。胃癌中后期病人常有较为明确的上消化道症状，如上腹不适、进食后饱胀等。

发病急救

①早筛查，早治疗。很多疾病在早期都会有一定的症状，越早发现，治愈的概率越大。
②胃癌合并出血患者应立刻卧床休息，保持身心放松，在监控静脉压力的情况下进行输血，然后对其他脏器进行检查和监控。

胃癌怎么吃

①食物要稀软易消化，含丰富的蛋白质、维生素和充足的热量。
②"放疗"后期可能出现腹痛及腹泻、血常规下降、免疫功能下降等症状，这时必须给予充足的营养和丰富的维生素，以补气生血，可多吃山药、桂圆、莲子、木耳等。
③胃癌患者平时要戒烟戒酒，避免食用咖啡、茶、辛辣等刺激性食物；避免芹菜等粗纤维食物，以免下肚后摩擦脆弱的胃壁，使伤口更难愈合；空腹时不要喝可乐等碳酸饮料。
④肥胖者不宜进食肥腻食物，应多进食清淡食物；体瘦病人不宜进食燥热食物，应多食滋阴生津的食物。

✔ **推荐食物：** 山药、扁豆、薏米、金针菇、香菇、蘑菇、葵花子

✘ **忌吃食物：** 肥肉、腊肉、培根、腌菜、酒、葱、大蒜、生姜、花椒、辣椒

香菇口蘑粥

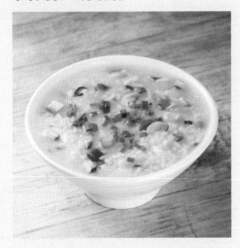

【调理功效】此粥营养丰富，易于消化，是胃癌患者理想的进补食物。

【原料】

水发大米150克，口蘑70克，香菇60克，葱花少许，盐、鸡粉各2克

【制作】

1　将洗净的口蘑切片，改切成小块；洗好的香菇切片，再切成丁。

2　砂锅中注水烧开，倒入洗好的大米，大火煮沸后转小火炖煮30分钟至变软。

3　倒入口蘑、香菇，拌匀，小火煮约10分钟至全部食材熟透。

4　加入盐、鸡粉，搅匀调味，续煮片刻，盛出装碗，撒上葱花即成。

山药甲鱼汤

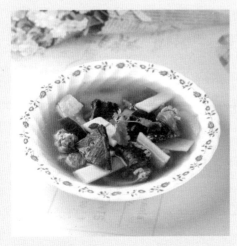

【调理功效】山药含有的多糖蛋白成分黏液质、消化酵素等，有助于胃肠的消化和吸收。

【原料】

甲鱼块700克，山药130克，姜片45克，枸杞20克，料酒20毫升，盐、鸡粉各2克

【制作】

1　洗净去皮的山药切块，改切成片。

2　锅中注水烧开，倒入甲鱼块，加入料酒，拌匀，汆去血水，捞出。

3　砂锅注水烧开，放入枸杞、姜片、甲鱼块、料酒拌匀，烧开后用小火炖20分钟。

4　放入山药片，搅拌几下，用小火再炖10分钟，至熟透，放入盐、鸡粉，拌匀调味，盛出即可。

猴头菇桂圆红枣汤

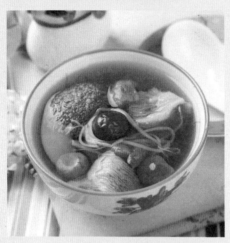

【调理功效】猴头菇含有的多糖、多肽，能预防和辅助治疗消化道癌症和其他恶性肿瘤。红枣能补血、养胃。

【原料】

水发猴头菇2个，桂圆干10克，红枣5颗，绿豆芽20克，盐3克

【制作】

1　砂锅注水烧开，倒入猴头菇、桂圆干、红枣，拌匀。

2　盖上盖，大火煮开转小火煮30分钟。

3　揭开盖，倒入洗净的绿豆芽，略煮片刻至绿豆芽熟软。

4　加入少许盐，搅拌均匀，关火后盛出煮好的汤，装入碗中即可。

慈姑蔬菜汤

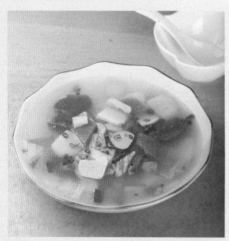

【调理功效】南瓜含有胡萝卜素和维生素C，可以健脾、预防胃炎，并有中和致癌物质的作用。

【原料】

慈姑150克，南瓜180克，西红柿、大白菜各100克，葱花少许，盐2克，鸡汁、食用油各适量

【制作】

1　洗好的西红柿去蒂，切块；洗净的大白菜切块；洗净去皮的南瓜切片；洗好的慈姑去蒂，切片。

2　锅中注水烧开，放入食用油、盐，倒入慈姑片、南瓜片、白菜块、西红柿块。

3　盖盖，用中火煮4分钟，揭盖，倒入鸡汁，搅拌片刻，使汤汁入味，装入碗中，撒上葱花即可。

忌吃食物

辣椒

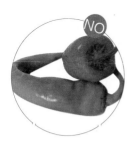

不宜吃的原因：

❶ 辣椒中特有的辣椒素具有强烈的刺激性，人食用后，辣椒素会对胃腺体产生刺激，使其产生过多的胃酸，进而刺激胃黏膜，损伤胃黏膜屏障，尤其对于胃癌患者，更会加重疼痛、泛酸等症状。

❷ 中医认为，辣椒性大热，胃热伤阴型的胃癌患者食用后可加重其胃脘疼痛、反胃呕吐、吐酸水、苦水、小便短赤、大便燥结等症状。

酸菜

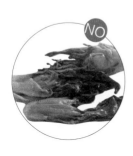

不宜吃的原因：

❶ 传统的腌渍酸菜，靠附着在容器和菜叶上的少量乳酸菌自然发酵而制成。在乳酸菌繁殖的同时，有部分杂菌能够产生亚硝酸，部分能合成胺，二者结合能生成致癌物亚硝胺，癌症患者不宜食用。

❷ 在酸菜的腌渍过程中，蔬菜的乳糖成分被乳酸杆菌分解，转化为乳酸，乳酸使蔬菜具有酸味，食用后，酸味可对胃形成刺激，损害胃黏膜，胃癌患者应慎食。

腊肉

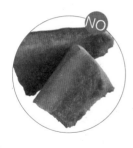

不宜吃的原因：

❶ 研究发现，每天食用火腿腊肉类肉食超过 30 克，发生胃癌的风险就高出 15%~38%，罹患胃癌风险的增加与这些食品中添加的硝酸盐有关，或者与肉在熏制过程中产生的有毒物质有关。

❷ 腊肉在制作过程中，肉中的很多维生素和微量元素都已丧失，而且腊肉的脂肪含量、胆固醇含量、盐含量都极高，对身体不利。

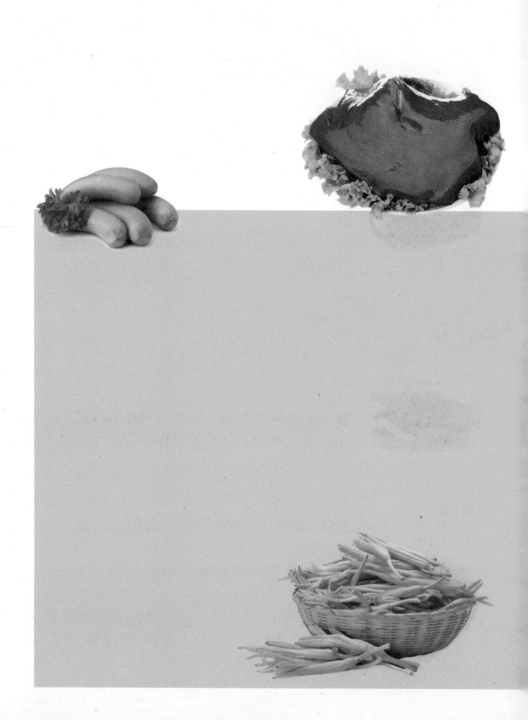

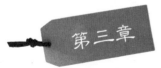

第三章

不同人群肠胃病调理

由于快节奏的生活以及强大的工作压力，现代大部分人的胃都处于亚健康状态。而胃是一个非常重要的人体器官，我们所吃的食物都要靠胃来消化吸收，所以在平时的生活中，把胃养好对人的健康是很关键的。

本章对长期熬夜者、压力过大者、更年期女性、老年人、儿童、孕妇人群的肠胃特点、最易患的肠胃病、主要的健胃养肠方法都做了详尽的论述，并针对不同的人群精选了菜例，以便您对症下"膳"，通过吃，安全、健康地保护肠胃。

长期熬夜者

熬夜的人一般有吃夜宵的习惯，但是夜宵很容易引起胃病的发作。人的胃黏膜上皮细胞寿命很短，一般在夜间胃肠休息时进行修复，进食夜宵会使胃黏膜得不到修复的机会。

饮食原则

应该多吃富含维生素C的蔬菜和水果，此类水果和蔬菜有助于肠胃的保养。深色蔬菜的维生素C含量较丰富，如油菜、韭菜、菠菜、雪里蕻、西红柿等。猕猴桃、橙子、柑橘、柚子、大枣等水果的维生素C含量也较高。此外，要减少摄入对胃黏膜有刺激的食物。

健康常识

①长期熬夜者每天应多喝温水：起床后喝一杯，有助清理肠管；上午10点左右喝一杯；午饭前喝一杯；下午3点左右喝一杯；晚饭前喝一杯。
②因长期熬夜导致肠胃不好的人，在进餐的时候要细嚼慢咽，这样可以使食物变细软，减轻胃部的负担。

长期熬夜者怎么吃

①如果经常在夜间进食，胃肠得不到必要的休息，胃黏膜的修复就不能顺利进行，所以夜间最好不要进食夜宵。如果实在饥饿，最好在晚上9点前进餐，而且饮食宜清淡可口，不宜进食油腻、熏烤食物。
②长期熬夜者在夜间睡眠时，吃的夜宵长时间停滞在胃中，会促使胃液大量分泌，对胃黏膜造成刺激，久而久之，易导致胃黏膜糜烂、溃疡，所以最好避免进食夜宵。在睡前可喝一杯牛奶，有益肠胃健康，有助于睡眠。

✅ **推荐食物：** 牛奶、瘦肉、胡萝卜、苹果、香蕉、干果、猪肝、蜂蜜、枸杞、酸奶、鱼肉、小米粥

❌ **忌吃食物：** 花草茶、奶油、油腻食品、酒类

香菇豆腐汤

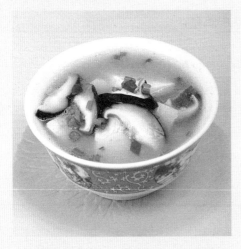

【调理功效】本品有清热埋气、健脾和胃、清理肠胃的作用，熬夜人士常食，有利于保护肠胃。

【原料】

鲜香菇100克，豆腐90克，水发竹笋20克，清汤适量，精盐3克，香菜3克

【制作】

1　将鲜香菇洗净，切片。

2　将豆腐洗净，切片。

3　将水发竹笋洗净，切片，备用。

4　净锅上火倒入清汤，调入精盐，下入香菇片、豆腐片、水发竹笋片煲至成熟，撒入香菜即可。

冬瓜鸭肉煲

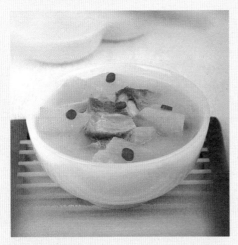

【调理功效】本品有促进消化和吸收、利水消肿的作用，熬夜人士食用，有利于宽肠理胃。

【原料】

烤鸭肉300克，冬瓜200克，盐少许

【制作】

1　将烤鸭肉斩成块。

2　将冬瓜去皮、籽，用清水洗净，切块，备用。

3　净锅上火，倒入适量水，再下入烤鸭肉、冬瓜块，调入盐煲至熟即可。

百合炒南瓜

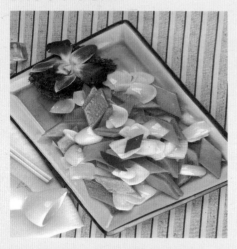

【原料】

南瓜250克，百合150克，红椒适量，白糖20克，蜜汁5克，食用油适量

【制作】

1 南瓜去皮，去瓤，用清水洗净，切块。

2 红椒、百合洗净，切片。

3 热锅下油，放入南瓜、百合和红椒翻炒，加入白糖炒熟。

4 取出，淋上蜜汁即可。

【调理功效】本品有促进肠胃蠕动、健胃消食、滋阴补虚的功效，熬夜人士食用可增强体力，保护肠胃。

蒜薹炒肉丝

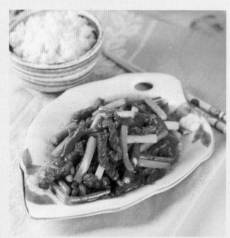

【原料】

牛肉240克，蒜薹120克，彩椒条40克，盐3克，白糖、生抽、生粉、料酒、食用油、葱段各适量

【制作】

1 将洗净的蒜薹切成段；洗净的牛肉切成丝，装入碗中，放入少许盐、生抽、生粉拌匀，腌渍约10分钟。

2 热锅注油，烧至四五成热，倒入牛肉丝，炒片刻至其变色，捞出。

3 锅底留油烧热，倒入葱段、蒜薹段、彩椒条，炒匀，淋入料酒，炒匀提味，放入牛肉丝，加入适量盐、生抽、白糖，炒匀即可。

【调理功效】蒜薹具有降血脂、预防动脉硬化、润滑肠管等功效。牛肉有增强免疫力的作用。

枸杞拌菠菜

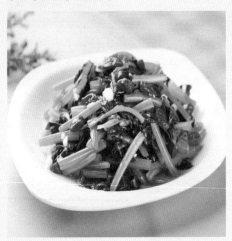

【调理功效】枸杞具有抗疲劳、养胃、补气、降血压的作用。菠菜有帮助消化的作用。此菜很适合长期熬夜者食用。

【原料】

菠菜230克，枸杞20克，蒜末少许，盐、鸡粉各2克，蚝油10克，芝麻油3毫升，食用油适量

【制作】

1　择洗干净的菠菜切去根部，切段。

2　锅中注水烧开，淋入食用油，倒入枸杞，煮片刻，捞出。

3　把切好的菠菜倒入沸水锅中，搅拌匀，煮1分钟，至食材断生，捞出。

4　菠菜装碗，放入蒜末、枸杞，加入少许盐、鸡粉、蚝油、芝麻油，拌入味，装盘即可。

豆芽拌洋葱

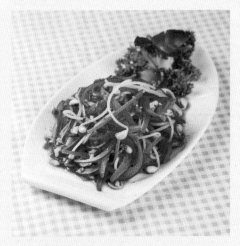

【调理功效】常食黄豆芽可促进肠胃健康，有减肥、抗癌等功效。

【原料】

黄豆芽100克，洋葱90克，胡萝卜40克，蒜末、葱花各少许，盐2克，生抽4毫升，陈醋3毫升，辣椒油、芝麻油各适量

【制作】

1　将洗净的洋葱切成丝；去皮洗好的胡萝卜切片，改切成丝。

2　锅中注水烧开，放入黄豆芽、胡萝卜丝，煮1分钟至断生，放入洋葱丝，煮半分钟。

3　捞出装碗，放入蒜末、葱花，倒入生抽，加入少许盐、陈醋、辣椒油，放入芝麻油，拌匀即可。

压力过大者

现在的人们，由于快节奏的生活，导致工作压力大、精神紧张，最容易引起植物神经功能性紊乱，进而导致胃肠蠕动减慢，消化液分泌减少，出现食欲下降等消化不良症状。

饮食原则

养成良好的饮食习惯，定时进食，以一日三餐为主。饮食要选择容易消化的食物，避免吃坚硬、生冷、粗糙的食物，如韭菜、芹菜等。每餐不可过饱，少吃零食，以免增加胃的负担。压力过大者进食应集中注意力，食物的消化、吸收需要充足的血液供应胃肠，若进食不专心，或边进食边思考工作，导致大量的血液要供应脑部，就会直接影响胃肠的血液供应，进而诱发胃病。

健康常识

压力过大者饭后休息片刻，可增强胃肠的抵抗力。午饭后尽量小睡片刻，可避免肠胃的血流量进一步减少。

压力过大者怎么吃

①精神紧张、压力大等因素，常常会导致肝气郁结、不舒畅，而肝气失调则会影响脾胃的功能，致使肝脾不和，此时可以喝些玫瑰花茶或易消化的粥等。
②压力大者还会出现食欲下降、胃疼、肚子胀等功能性消化不良的症状，可以进食一些开胃消食的食物，如山楂粥、小米粥、蔬菜粥等。
③压力大者更严重时会出现便秘、口苦、口干等肝火旺的症状，这时可多饮用蜂蜜水、水果汁，多食用些新鲜的蔬菜、水果和富含膳食纤维的食物。

✓ **推荐食物：** 蜂蜜、果汁、银耳、玫瑰花茶、金银花茶、小米、鸡肉、干贝、燕麦、核桃仁

✗ **忌吃食物：** 辛辣食物、油炸食品、巧克力、土豆

芝麻猪肝山楂粥

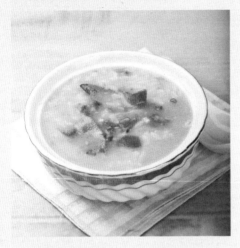

【调理功效】常食花生可改善胃胀、胃酸等症状；山楂酸甜爽口，开胃效果极佳，有利于缓解压力、促进食欲。

【原料】

猪肝150克，水发大米120克，山楂20克，水发花生米90克，白芝麻15克，葱花少许，盐2克，食用油适量

【制作】

1 洗净的山楂去果核，切小块；猪肝洗净切薄片，装入碗中，加入适量盐、食用油，拌匀腌渍至入味。

2 砂锅中注水烧开，倒入洗净的大米、花生米，煮沸后用小火煮约30分钟至熟软；倒入山楂块、白芝麻，小火续煮约15分钟，放入猪肝片煮至变色，加入盐调味，撒葱花即成。

杏仁松子大米粥

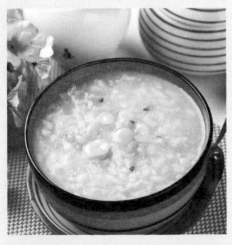

【调理功效】本品可起到改善肠胃虚弱的作用，对胃功能差的压力过大者有食疗作用。

【原料】

水发大米80克，松子20克，杏仁10克，白糖25克

【制作】

1 砂锅中注入适量清水烧开，倒入大米，拌匀。

2 大火煮开转小火煮30分钟至大米熟；放入松子、杏仁，拌匀。

3 转小火续煮20分钟至食材熟软，放入白糖，搅拌约2分钟至白糖溶化。

4 关火，将煮好的粥装入碗中即可。

香蕉粥

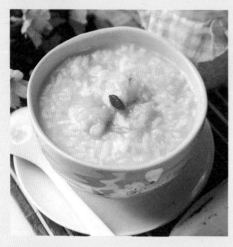

【调理功效】香蕉粥不仅能缓解便秘，还能振奋精神、缓解压力。

【原料】

去皮香蕉250克，水发大米400克

【制作】

1　香蕉去皮后切成丁。

2　砂锅中注入适量清水烧开，倒入大米，拌匀，加盖，大火煮20分钟至熟。

3　揭盖，放入香蕉丁，加盖，续煮2分钟至食材熟软。

4　揭盖，搅拌均匀，关火，将煮好的粥盛出，装入碗中即可。

果仁燕麦粥

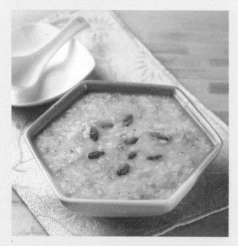

【调理功效】经常食用此粥可改善因压力过大引起的胃肠功能紊乱等功能性胃病。

【原料】

水发大米120克，燕麦85克，核桃仁、巴旦木仁各35克，腰果、葡萄干各20克

【制作】

1　把核桃仁、巴旦木仁、腰果放入榨汁机干磨杯中磨成粉末状，倒出。

2　砂锅中注水烧开，倒入洗净的大米，搅散，加入洗好的燕麦，搅拌匀，用小火煮30分钟至熟透，倒入果仁粉末，再放入部分洗好的葡萄干，拌匀，略煮。

3　把煮好的粥盛出，装入汤碗中，撒上剩余的葡萄干即可。

话梅南瓜

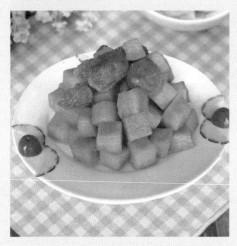

【原料】

南瓜400克，话梅适量，盐、鸡精各适量，食用油适量

【制作】

1　南瓜洗净，去皮，去瓤，切块。

2　热锅下油，放入准备好的南瓜块进行翻炒，再加入话梅和适量清水，稍焖。

3　加入盐、鸡精调味，炒匀即可。

【调理功效】本品有健胃温脾、益气补虚、保护胃黏膜的作用，压力过大者食用尤为适宜。

银杏炒芦荟

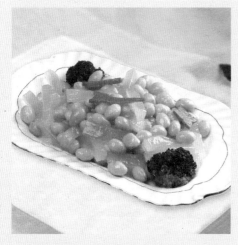

【原料】

银杏、芦荟各200克，西蓝花、胡萝卜各适量，盐适量，食用油适量

【制作】

1　银杏洗净；芦荟洗净，去皮，切条；西蓝花洗净，切块；胡萝卜洗净，切片。

2　热锅下油，放入银杏、芦荟条和胡萝卜片翻炒。

3　加入盐调味，装盘，放入西蓝花点缀即可。

【调理功效】本品有理气养心、强健体魄的作用，压力过大的人食用，有利于缓解压力，帮助调理身心，有益健康。

更年期女性

女性更年期一般发生在45~55岁，在生理、情绪、心理等方面都会发生很大变化，加之胃肠功能正在逐渐退化，一旦饮食不当，就会导致消化功能紊乱，引发一系列的肠胃疾病。

饮食原则

更年期女性应多食富含优质蛋白质的食物，如瘦肉、鱼类、蛋类、乳类、大豆及豆制品等，既能维持肠胃的正常功能，又可以有效缓解更年期各种不适症状。平时多吃富含膳食纤维和维生素的食物，如粗粮、新鲜蔬菜和水果等，以促进食欲、润肠通便，可有效改善更年期食欲不振、消化不良、便秘等症状。

健康常识

①如果有晚上工作和学习的习惯，要先做比较费脑筋的事，后做比较轻松的事，以便放松大脑。否则，如果脑子处于兴奋状态，即便躺在床上，也难以入睡，时间长了还易患失眠症。

②冬季来临，睡前不要吃东西，更不要蒙头而睡，这样不利于身体和肠胃健康。

更年期女性怎么吃

①高糖食物、高脂食物、咖啡、浓茶等会刺激胃酸大量分泌，造成胃酸过多而引起泛酸、胃灼热等不适，并对肠胃造成不同程度的损伤，应该少进食这类食物。

②更年期女性生理、心理、情绪等方面都会发生很大变化，饮食不当会引发肠胃病，如便秘、消化不良等症状，这时可选择吃些新鲜的蔬菜、水果来缓解症状。

✔ **推荐食物：** 猪瘦肉、牛肉、鸡肉、鱼肉、虾皮、豆制品、酸枣仁、赤豆、黑豆

✘ **忌吃食物：** 泡椒、咖啡、酒、浓茶、肥肉、动物内脏、胡椒、慈姑

木瓜银耳汤

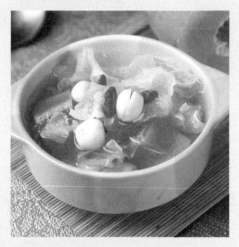

【调理功效】本品能改善心悸失眠、烦躁不安等更年期症状。

【原料】

木瓜200克，枸杞30克，水发莲子65克，水发银耳95克，冰糖40克

【制作】

1 洗净的木瓜切块，待用。

2 砂锅注水烧开，倒入切好的木瓜，放入洗净泡好的银耳。

3 加入洗净泡好的莲子，搅匀，加盖，用大火煮开后转小火续煮30分钟至食材变软。

4 揭盖，倒入枸杞，放入冰糖。

5 搅拌均匀，加盖，续煮10分钟至食材熟软入味即可。

青豆排骨汤

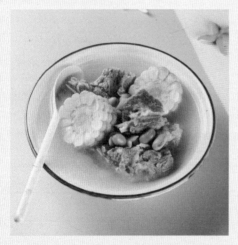

【调理功效】本品可健脾胃、补钙、健脑。此汤对于体虚、食欲差的更年期女性很有帮助。

【原料】

青豆120克，玉米棒200克，排骨350克，姜片少许，盐2克，料酒6毫升，胡椒粉少许

【制作】

1 将洗净的玉米切成块。

2 锅中注水烧开，倒入洗好的排骨，放入料酒，去除血水，捞出。

3 砂锅中注入适量清水，大火烧开，倒入排骨，放入玉米、青豆，撒入少许姜片，再加入适量料酒，烧开后用小火炖1小时至熟。

4 放少许盐、胡椒粉，拌匀调味。

秋葵炒肉片

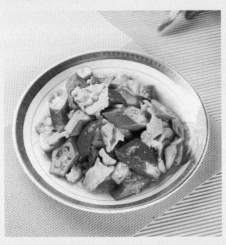

【调理功效】本品可滋养脏腑、补中益气、滋阴养胃，对于更年期出现的消化功能紊乱有调节作用。

【原料】

秋葵180克，猪瘦肉150克，红椒30克，姜片、蒜末、葱段各少许，盐2克，水淀粉、生抽、食用油各适量

【制作】

1. 红椒洗净切成块；秋葵洗净切成段，焯水至断生，捞出备用；猪瘦肉洗净切片，加少许盐、水淀粉、食用油腌渍。

2. 用油起锅，爆香姜片、蒜末、葱段，倒入肉片炒至转色，加入秋葵段，炒匀，放入红椒块，加入生抽、盐炒入味，盛出即可。

荷兰豆炒胡萝卜

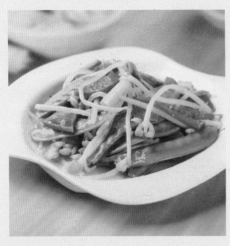

【调理功效】此菜有益气消食的作用，适合更年期女性食用。

【原料】

荷兰豆100克，胡萝卜120克，黄豆芽80克，蒜末、葱段各少许，盐3克，料酒10毫升，水淀粉、食用油各适量

【制作】

1. 将洗净去皮的胡萝卜切片。

2. 锅中注水烧开，加入少许盐、食用油，倒入胡萝卜片，放入洗净的黄豆芽、荷兰豆，焯水后捞出。

3. 起油锅，爆香蒜末、葱段，倒入煮好的食材，淋入料酒，调入盐、水淀粉，炒匀，盛出即可。

韭菜炒鹌鹑蛋

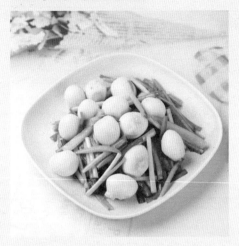

【调理功效】常食用本品能缓解更年期综合征的不适症状。

【原料】

韭菜 100克，熟鹌鹑蛋135克，彩椒30克，盐、鸡粉各2克，食用油适量

【制作】

1 洗好的彩椒切成细丝；洗净的韭菜切成长段，待用。

2 锅中注水烧开，放入熟鹌鹑蛋，略煮，捞出。

3 用油起锅，倒入彩椒丝，炒匀，倒入韭菜梗、鹌鹑蛋，炒匀。

4 倒入韭菜叶，炒至变软，加入少许盐、鸡粉，炒至入味，盛出炒好的菜肴即可。

鲜笋炒鱼片

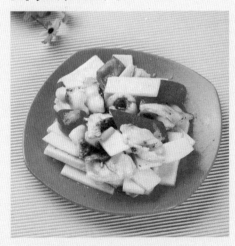

【调理功效】更年期女性常食此菜能预防内分泌失调等症。

【原料】

竹笋丝200克，生鱼肉180克，彩椒片40克，姜片、蒜末、葱段各少许，盐3克，水淀粉、料酒、食用油各适量

【制作】

1 生鱼肉切片，装入碗中，放入少许盐、水淀粉腌渍10分钟。

2 锅中注水烧开，放入适量盐，倒入竹笋丝，焯水，捞出，备用。

3 用油起锅，放入蒜末、姜片、葱段爆香，倒入彩椒片、鱼片，翻炒片刻，淋入料酒，炒香，放入竹笋丝，加入适量盐炒匀调味。

老年人

老年人身体各个方面机能会发生很大变化，尤其是其消化道在结构上会发生改变，呈现逐渐衰退，这会直接影响人体对各种营养素的摄入，导致免疫力低下，引发多种消化系统疾病。

饮食原则

老年人的消化功能、咀嚼能力都较弱，食物应以细、软、松为宜，既给牙齿咀嚼的机会，又便于消化。但是食物不宜过精，应该粗细粮搭配，比如将燕麦、玉米与大米、小麦等混合食用。此外，老年人应多吃高蛋白、低脂肪的食物，如鱼肉、鸡肉、蛋类、豆制品等，有利于肠胃健康；还可适当吃些新鲜的蔬菜和水果，其所含的较多的膳食纤维、维生素和矿物质，可以促进食欲、帮助消化吸收、润肠通便。

健康常识

①每天喝8~10杯温开水，或喝决明子茶、绿茶，并坚持每晚睡前、夜半醒时和晨起后各饮一杯白开水。这样既可起到洗涤肠管、稀释血液的作用，又刺激了胃肠管，利于软化粪便。
②早晚各做一次腹式呼吸，时间为15分钟，使小腹、腰部有发热感，可增强消化功能。

老年人怎么吃

①老年人大多有胃黏膜萎缩性改变，常被诊断出慢性萎缩性胃炎，为避免癌变，日常应合理饮食，不吃过烫的食物，少吃刺激性及硝酸盐含量高的食物，如腌菜、咸鱼、咸肉、烟熏食品等，多吃新鲜的蔬菜、水果。
②人到老年以后，胃肠功能也会随之减弱，容易出现消化不良、慢性肠炎等症状，需常食熟软的食物，这样有利于脾胃消化，并促进肠管的排泄。

✅ **推荐食物：** 蔬菜、鱼子、豆腐、山药、银耳、香菇、猪瘦肉、鱼肉

❌ **忌吃食物：** 油炸食品、烧烤食品、腌制食品、熏酱制品、冷饮类食物、甜食、方便食品

西红柿淡奶鲫鱼汤

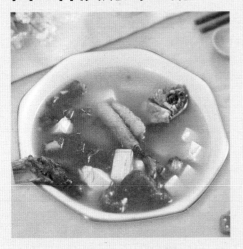

【调理功效】 本品有健脾和中、益气养胃之功，适宜老年人食用。

【原料】

鲫鱼1条，西红柿1个，淡奶20克，豆腐1块，生姜50克，葱花20克，沙参20克，盐3克，鸡精3克，胡椒1克

【制作】

1　西红柿洗净，切小丁；生姜去皮洗净，切片；豆腐洗净，切小丁；沙参泡发，洗净。

2　鲫鱼收拾干净后，在背部打上花刀。

3　锅中加水烧沸，加入处理过的材料煮沸后，调入盐、鸡精、胡椒、淡奶煮至入味，出锅前撒上葱花即可。

卷心菜稀糊

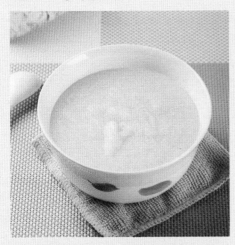

【调理功效】 本品富含维生素C、维生素E、胡萝卜素等营养元素，老年人常食能提高机体免疫力、促进消化。

【原料】

卷心菜100克，水发大米60克，白糖2克

【制作】

1　将洗好的卷心菜切成条，备用。

2　取榨汁机，倒入卷心菜，再倒入适量清水，榨成汁，装碗。

3　选择干磨刀座组合，放入大米，拧紧杯子与刀座，安装在榨汁机上，磨成米碎，装碗。

4　汤锅置于旺火上，倒入卷心菜汁、米碎，煮1分钟至呈黏稠状，加入白糖，持续拌煮至白糖溶化，制成米糊，盛出即可。

板栗蒸鸡

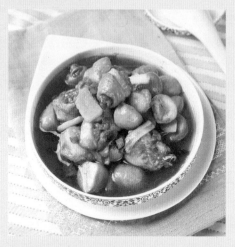

【调理功效】鸡肉是优质蛋白的最佳来源之一，对于老年人强化胃肠功能十分有益。

【原料】

鸡肉块130克，板栗肉80克，葱段8克，姜片4克，葱花3克，盐2克，白糖3克，老抽2毫升，料酒8毫升

【制作】

1 将洗净的板栗肉对半切开。

2 鸡肉装碗，倒入料酒、姜片、葱段、盐、老抽、白糖拌匀腌渍，加入板栗肉，搅拌一会儿，使食材混合均匀，再倒入蒸盘中，摆好形状。

3 备好电蒸锅，烧开水后放入蒸盘，蒸约30分钟至熟透，取出，趁热撒上葱花即可。

鳕鱼蒸鸡蛋

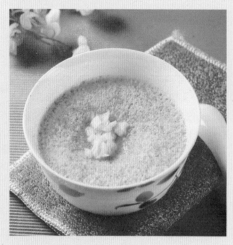

【调理功效】鳕鱼中含有球蛋白、白蛋白及磷的核蛋白，容易被肠胃消化吸收。此菜有利于老年人的肠胃健康。

【原料】

净鳕鱼段100克，鸡蛋2个，南瓜150克，盐1克

【制作】

1 洗净的南瓜切片；鸡蛋打入碗中，打散调匀。

2 烧开蒸锅，放入南瓜片、鳕鱼段，用中火蒸15分钟至熟，取出，把鳕鱼剁成泥；南瓜压烂，剁成泥。

3 在蛋液中加入南瓜泥、部分鳕鱼泥，放少许盐拌匀，装入另一个碗中，放在烧开的蒸锅内，小火蒸8分钟，取出，再放上剩余的鳕鱼泥即可。

芝麻洋葱拌菠菜

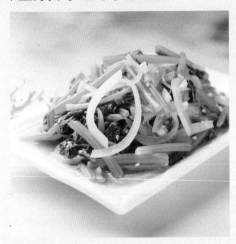

【原料】

菠菜200克，洋葱60克，白芝麻3克，蒜末少许，盐2克，白糖3克，生抽、凉拌醋各4毫升，芝麻油3毫升，食用油适量

【制作】

1 去皮洗好的洋葱切成丝；择洗干净的菠菜切去根部，再切成段。

2 锅中注水，淋入食用油，放入菠菜段煮半分钟，倒入洋葱丝再煮半分钟，捞出装碗。

3 碗中加入盐、白糖、生抽、凉拌醋，倒入蒜末，搅拌至食材入味。

4 淋入芝麻油，撒上白芝麻，拌匀。

【调理功效】白芝麻有滋五脏、润肠通便的作用，对老年人便秘等症有改善作用。洋葱能增进食欲、抗癌、降血压。

彩椒炒杏鲍菇

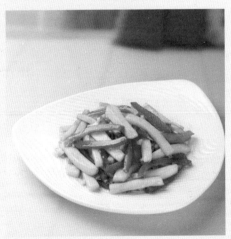

【原料】

杏鲍菇130克，彩椒50克，葱段少许，盐3克，料酒8毫升，鸡粉2克，蚝油10克，水淀粉4毫升，食用油适量

【制作】

1 洗好的彩椒切条；洗净的杏鲍菇切段，再切厚片，改切成条。

2 锅中注水烧开，放盐、料酒，倒入杏鲍菇条，淋入食用油，煮半分钟，放入彩椒条，煮片刻，捞出。

3 用油起锅，爆香葱段，倒入煮好的食材，翻炒匀，加入适量盐、鸡粉、蚝油、水淀粉炒匀入味即成。

【调理功效】杏鲍菇有软化和保护血管、润肠胃、降低血脂和胆固醇含量等作用。

儿童

肠胃是营养吸收的关键，对于孩子来说，饮食上要家长多操心一些，特别是1~5岁的幼儿，该阶段孩子的消化系统发育还不完善、肠胃功能较弱，易引起便秘、积食、腹胀等症状。

饮食原则

儿童的消化系统还在发育中，胃的容量较小，胃酸等消化液的分泌量相对不足，因此饮食应该清淡、易于消化，能提供充足的营养供给生长发育。在保证主食充足的前提下，要常吃瘦肉、鱼、蛋、奶和新鲜的水果、蔬菜。

健康常识

①烹调方法以煮、炖、炒等为主，不要常给儿童吃煎、炸、烤制等难消化且脂肪含量高的食物。

②督促孩子养成细嚼慢咽的习惯，否则未经充分咀嚼的食物大量进入胃中，会增加消化系统的负担。孩子吃饭时不要用玩具引逗，既不利于充分咀嚼食物，又会减少消化液分泌，不利于健康。

儿童怎么吃

①夏季天气炎热，儿童的代谢和调节功能较差，加上大量运动流汗，常常会流失维生素和无机盐，出现食欲下降、免疫力降低等情况。此时应及时给孩子补充水分，可以适量饮用果汁、淡盐水、绿豆汤、冬瓜汤等。

②儿童的免疫力较差，饮食不洁极易患急性胃肠炎、痢疾等症，在对症用药的同时，可以多吃些易消化的蔬菜汤、瘦肉粥、蒸蛋羹等。

③偏食、不爱吃蔬菜的儿童常发生便秘、积食、腹胀，此时可以适当给孩子吃些山楂，能帮助肉类消化。同时调整饮食结构，做到荤素搭配、营养均衡，有助于孩子养成好的饮食习惯。

✅ **推荐食物：** 猪瘦肉、鲫鱼、鸡蛋、牛奶、西红柿、胡萝卜、绿豆汤、冬瓜汤

❌ **忌吃食物：** 浓茶、冰激凌、果冻、咸鱼、罐头、豆豉、朝天椒

苹果鸡腿汤

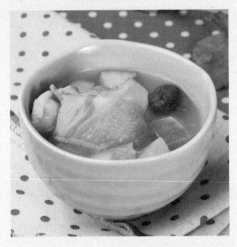

【调理功效】苹果含有果胶、膳食纤维、维生素C等营养成分，有促进胃部消化的作用。

【原料】

鸡腿80克，苹果65克，红枣、枸杞各10克，盐1克

【制作】

1 沸水锅中倒入洗净的鸡腿，氽一会儿，去除血水和脏污，捞出。

2 洗净的苹果切块，待用。

3 砂锅中注水，放入鸡腿，加入洗好的红枣和枸杞，用大火煮开后转小火续煮20分钟至食材熟软。

4 倒入切好的苹果，稍煮片刻至食材入味，加入少许盐调味，盛出装碗即可。

三菇冬瓜汤

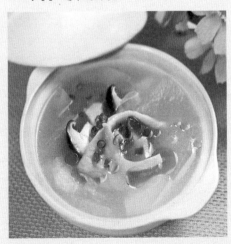

【调理功效】本品有开胃补虚、健脾和中之功，幼儿食用既可保护肠胃，又能补充身体所需的营养物质。

【原料】

冬瓜100克，蘑菇、平菇、香菇各25克，鲜汤500毫升，胡椒2克，鸡精3克，盐、姜片、葱末各适量，芝麻油少许

【制作】

1 将三种菇洗净，改刀成块；冬瓜去皮，洗净，改刀成片。

2 锅置旺火上，加入鲜汤烧开后，下冬瓜、三菇小煮片刻至熟。

3 最后下盐、鸡精、胡椒、姜片、葱末等调料，淋上少许芝麻油即可。

双耳山楂汤

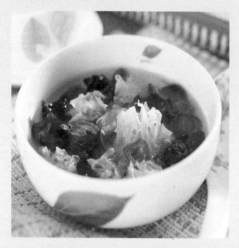

【原料】

银耳、黑木耳、山楂各10克，盐适量

【制作】

1　将银耳、黑木耳、山楂分别用清水洗净，备用。

2　将准备好的银耳、黑木耳和山楂一起放入锅中，加入适量清水，熬煮至熟，加盐调味，即可出锅，装入碗中食用。

【调理功效】本品能健脾益胃、益气补虚、增强免疫力，幼儿食用可补充营养物质，又能修复受损的肠胃。

山楂红枣茶

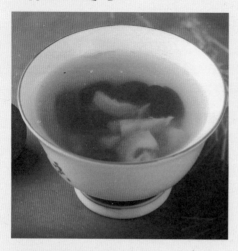

【原料】

新鲜山楂90克，红枣30克

【制作】

1　洗净的红枣切开，去核，留果肉，备用。

2　洗好的山楂切开，去核，切成小块，待用。

3　砂锅中注入适量清水烧开，倒入切好的山楂、红枣。

4　盖上盖子，用大火煮2分钟，至其析出有效成分。

5　揭开盖，搅拌片刻，将煮好的茶水滤入杯中即可。

【调理功效】本品具有健胃、促消化、降血脂、抗心律不齐等作用。

燕麦南瓜泥

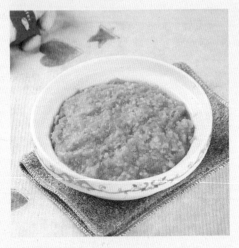

【调理功效】南瓜富含糖类、果胶，可保护胃肠黏膜免受粗糙食物刺激。燕麦能养胃、健胃。

【原料】

南瓜250克，燕麦55克，盐少许

【制作】

1　去皮洗净的南瓜切片；燕麦装碗，加水浸泡。

2　蒸锅置于旺火上烧开，放入南瓜、燕麦，用中火蒸5分钟至燕麦熟透，取出燕麦。

3　继续蒸5分钟至南瓜熟软，取出蒸熟的南瓜；取一个干净的玻璃碗，倒入南瓜，加入少许盐，搅拌均匀，加入蒸好的燕麦，快速搅拌1分钟至成泥状，盛入备好的碗中即可。

茄汁鸡肉丸

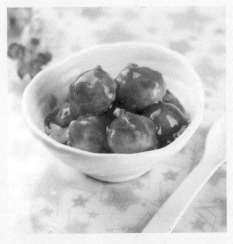

【调理功效】此菜酸甜爽口，十分开胃，特别适合胃口不佳、消化功能差的儿童食用。

【原料】

鸡胸肉末200克，马蹄末30克，盐2克，白糖5克，番茄酱35克，水淀粉适量，食用油适量

【制作】

1　将鸡胸肉末和马蹄末装入碗中，撒入盐，淋入水淀粉，拌匀、搅散，使肉末起劲，分成若干等份的小肉丸。

2　锅中注油，再将肉丸下入锅中，小火炸至熟透，捞出；锅底留油，放入番茄酱，撒上白糖，搅拌几下，使白糖溶化，倒入炸好的肉丸，炒入味，淋上适量水淀粉勾芡即成。

孕妇

女性在妊娠期时，由于受到妊娠的影响，身体各个系统会发生一系列生理上的改变，消化道也不例外。孕妇应注意观察并感觉身体的变化，配合适当的饮食调理，以便恢复肠胃功能。

饮食原则

很多孕妇在怀孕早期胃口不佳，有反胃、呕吐的现象，这时孕妇宜吃些清淡、易消化吸收且能减轻呕吐症状的食物，如米饭、烤面包、小米粥等。此外，孕妇应多吃新鲜的蔬菜、水果，不仅能开胃，还可补充膳食纤维、维生素和矿物质，有助于预防便秘。孕妇还应少食多餐，以避免胃太空或太饱。

健康常识

①怀孕以后，就要改变平时的一些生活习惯，特别是要注意千万不要饮酒、吸烟，因为这会对孩子健康造成极大的威胁，怀孕的妇女一定要戒烟、戒酒，并保证充足的睡眠。

②一定要注意保暖，预防感冒。一旦感冒，不宜吃药，可以饮用姜茶。

孕妇怎么吃

①胃消化功能不好的孕妇晚上吃东西容易产生胃胀气，还会因胃部不适而影响入睡，建议少吃多餐，且正餐要按正常时间来吃。食物以软、松为主，一些比较有韧性、爽口的食物不宜多食，因为这些食物难消化；汤最好饭前喝，饭后喝汤会影响消化。

②很多瓜果有助于消化，肠胃不好的孕妇可以适当食用些瓜果，但不要食用过量，否则会适得其反，造成消化不良。

③因胃酸过多、腹胀、消化不良而腹泻或水泻的孕妇，可适当食用些烤馒头，能够使这些症状减轻或痊愈。

✅ **推荐食物：** 米饭、面包、山药、橙汁、猕猴桃、银耳、土豆、阳桃、猪瘦肉、羊肉、鸡肉、红枣

❌ **忌吃食物：** 榨菜、腊肉、咸鱼、酸菜、豆腐乳、白酒、啤酒、红酒、黄酒

橙香山药丁

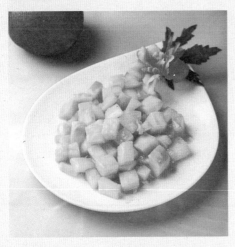

【原料】

山药260克，橙汁20毫升，盐2克，水淀粉6毫升，白糖、食用油各适量

【制作】

1　将洗净去皮的山药切片，再切条形，改切成丁，备用。

2　用油起锅，倒入山药丁，炒匀，倒入橙汁，炒匀。

3　加入少许盐、白糖，倒入水淀粉，用大火快速炒匀，至食材熟软入味。

4　关火后盛出炒好的菜肴即可。

【调理功效】山药含有多种维生素、氨基酸和矿物质，能增强免疫力、益心安神、补脾养胃。

干煸牛肉丝

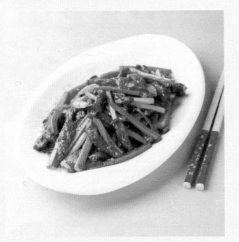

【原料】

牛肉300克，胡萝卜95克，芹菜90克，花椒、干辣椒少许，盐4克，生抽5毫升，料酒10毫升，豆瓣酱10克，食用油适量

【制作】

1　芹菜洗净切段；洗净去皮的胡萝卜切条；洗好的牛肉切丝，装碗，放入生抽、盐、食用油拌匀。

2　沸水锅中加胡萝卜条，焯软；牛肉滑油；锅留油爆香花椒、干辣椒，放入胡萝卜条、芹菜、牛肉丝炒匀，加料酒、豆瓣酱、生抽、盐炒入味盛出即可。

【调理功效】牛肉有补中益气、滋养脾胃、止渴止涎的作用。芹菜有预防怀孕期出现的高血压等症的作用。

山楂山药鲫鱼汤

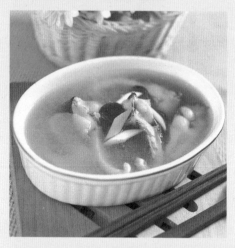

【调理功效】本品有健脾和中、开胃消食的作用，是孕妇的食疗佳品。

【原料】

鲫鱼1条，山楂30克，山药25克，盐、鸡精、生姜各适量，食用油适量

【制作】

1 将鲫鱼收拾干净，切块；山楂洗净；山药去皮，洗净，切块；生姜去皮，洗净，切片。

2 起油锅，用姜片爆香，下鱼块稍煎，取出备用。

3 把全部材料一起放入锅内，加适量清水，大火煮沸，小火煮1～2个小时，用盐、鸡精调味即可。

口蘑冬瓜

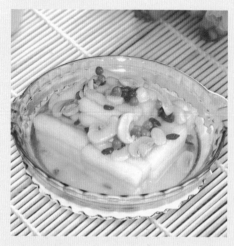

【调理功效】孕妇食用本品既可健脾和中、益气养胃，又能补充所需的营养物质。

【原料】

冬瓜300克，口蘑、枸杞子、豌豆各50克，盐适量，食用油适量

【制作】

1 冬瓜去皮，洗净，切长条；口蘑洗净，切片；枸杞子、豌豆洗净，浸泡。

2 热锅下油，放入豌豆、口蘑翻炒，加入适量水，入冬瓜条焖烧。

3 加入盐和枸杞子，焖至熟，取出装盘即可。

西红柿青椒炒茄子

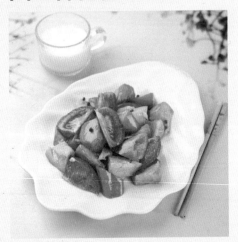

【调理功效】茄子含有多种营养成分，有预防血栓、增进食欲的作用。

【原料】

青茄子120克，西红柿95克，青椒20克，盐2克，白糖3克，花椒、食用油各适量

【制作】

1 将青茄子和西红柿均洗净，切块。

2 热锅注油，烧至三四成热，倒入切好的茄子，用中小火略炸一会儿，再放入青椒块，炸出香味，捞出食材，沥干油，待用。

3 用油起锅，倒入花椒爆香，倒入炸过的食材，放入切好的西红柿，炒出水分，加入少许盐、白糖炒至入味，盛出装盘即成。

彩椒芹菜炒肉片

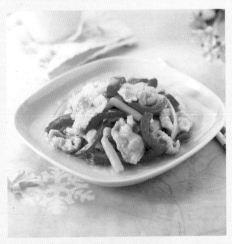

【调理功效】芹菜含有蛋白质、胡萝卜素及多种维生素等营养成分，有促进食欲、降血压等功效。

【原料】

猪瘦肉270克，芹菜120克，彩椒80克，姜片、葱段各少许，盐3克，生抽、生粉、水淀粉、料酒、食用油各适量

【制作】

1 将洗净的芹菜切成段；洗好的彩椒切开，去籽，切粗丝；洗净的猪瘦肉切成片，装碗，加盐、生粉、水淀粉腌渍。

2 热锅注油，倒入肉片炒至变色，捞出；锅底留油，爆香姜片、葱段，放入彩椒丝、肉片、芹菜段，调入盐、料酒、生抽，炒至食材熟软即可。

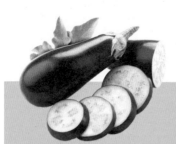
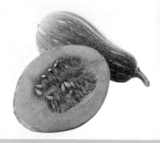
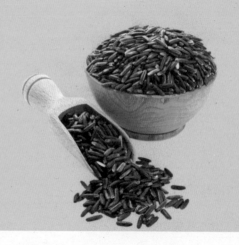

第四章

39 种健胃养肠食物，
让您的肠胃更健康

俗话说"病从口入"，我们所摄入的食物直接关系到身体的健康，特别是胃部和肠管的健康。保护肠胃，饮食是必修课，因为从营养学的角度来看，均衡饮食、定时定量是很重要的。总而言之，为了保证肠胃健康，健康的饮食观念非常重要。肠胃健康直接关乎人们的生活质量，当出现肠胃不适时要引起重视，严重者应尽早到医院查明原因，在医生的指导下对症下药。

小麦

【性味】性凉，味甘

【归经】归脾、心、肾经

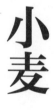

用量
50~100 克 /
每天

营养分析含量表
（ 每 100 克含量 ）

热量	1440千焦
糖类	73.6克
蛋白质	11.2克
脂肪	1.5克
膳食纤维	2.1克

食 疗 功 效

小麦含淀粉、蛋白质、脂肪、卵磷脂、尿蛋白、磷、铁以及多种酶和维生素等营养物质，因而有保护血液循环、心脏及神经系统正常工作的功能。小麦中含有的粗纤维能刺激肠管蠕动，加速粪便排泄，预防便秘。

人 群 宜 忌

一般人均可食用，尤其适宜因心血不足而引起失眠多梦、心悸不安、多呵欠的人。脚气病、末梢神经炎患者及体虚、自汗、盗汗、多汗者也适宜食用。

实 用 小 偏 方

①取小麦30～60克，加水煮成稀粥，分2～3次食用，可改善烦热、口干等症。

②取小麦30克、通草10克，加水煎汤服。用于治疗老人小便淋沥、滞涩不通、烦热不安等症。

③取小麦150克、鲜鸡血1碗、米酒100毫升。小麦加水煮粥；鸡血用米酒拌匀，放入小麦粥内煮熟，分2次服用，有利于改善气虚型子宫出血的症状。

搭配宜忌

宜
小麦粉 + 豌豆 ➡ 预防结肠癌
小麦粉 + 荞麦 ➡ 营养更全面

忌
小麦粉 + 蜂蜜 ➡ 易引起身体不适
小麦粉 + 枇杷 ➡ 对身体不利

山药小麦粥

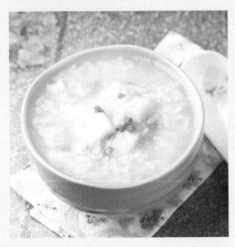

【原料】

水发大米150克，水发小麦65克，山药80克，盐2克

【制作】

1　洗净去皮的山药切片，再切条形，改切成丁，备用。

2　砂锅中注入适量清水烧开，放入洗好的大米、小麦，放入山药丁，拌匀。

3　盖上盖，烧开后用小火煮约1小时。

4　揭开盖，加入盐，拌匀调味即可。

【调理功效】小麦可补益肠胃。山药可增强脾胃的消化功能。

油菜素炒面

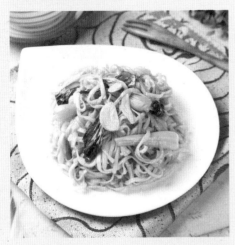

【原料】

熟面条300克，油菜80克，蒜头25克，葱花少许，盐3克，鸡粉少许，生抽4毫升，食用油适量

【制作】

1　将去皮洗净的蒜头切片；洗好的油菜切去根部，再切长段。

2　用油起锅，爆香蒜片，倒入切好的油菜，炒匀，再倒入备好的熟面条，翻炒匀，至菜叶变软。

3　淋上生抽，加入盐、鸡粉，炒匀调味，放入葱花，大火快炒，至食材入味即可。

【调理功效】油菜含有丰富的植物纤维，能促进肠管蠕动，有助于治疗便秘、预防肠肿瘤。

燕麦

【性味】性温，味甘

【归经】归脾、心经

用量
50 克 / 每天

食 疗 功 效

燕麦富含膳食纤维，能保持人体肠管通畅、排毒通畅、预防便秘，还可以减少肠管内致癌物质。此外，燕麦还有益肝和胃的功效，可防治大肠癌，对于习惯性便秘者有很好的食疗作用。

人 群 宜 忌

一般人群均可食用，尤其适宜产妇催乳、婴儿发育不良，以及中老年人群。但虚寒证患者不宜食用。

实 用 小 偏 方

①将半杯燕麦片、1/4杯牛奶、2汤匙蜂蜜混合在一起，调成糊状，洗澡时当作沐浴露来使用，具有缓解皮肤瘙痒的功效。

②将燕麦片和鲜牛奶混合成糊状，涂在脸上，10～15分钟后先用温水清洗再用冷水清洗，具有去痘和去粉刺的效果。

搭配宜忌

宜
燕麦 + 大枣 ➡ 补中益气
燕麦 + 南瓜 ➡ 补虚健脾

燕麦 + 红薯 ➡ 导致胃痉挛

南瓜燕麦粥

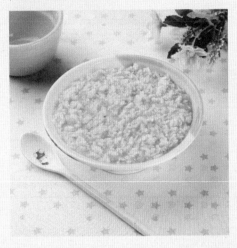

【调理功效】南瓜所含的果胶可以保护胃肠黏膜免受质地粗糙食物的刺激。经常食用燕麦，对清理肠管很有帮助。

【原料】

南瓜190克，水发燕麦90克，水发大米150克，白糖20克，食用油适量

【制作】

1　将装好盘的去皮南瓜放入烧开的蒸锅中，中火蒸10分钟至熟，取出。

2　将南瓜剁成泥状，备用。

3　砂锅注入清水烧开，倒入大米、燕麦，加入适量食用油，搅拌匀，慢火煲20分钟至食材熟烂。

4　放入南瓜泥和白糖，搅拌均匀，煮至白糖溶化，盛出煮好的粥，装入碗中即成。

黑芝麻燕麦粥

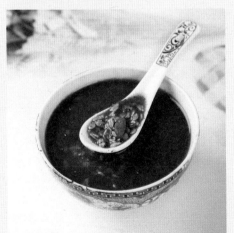

【调理功效】黑芝麻含脂肪较多，能润肠通便，对肠液减少引起的便秘有辅助治疗作用。

【原料】

燕麦片100克，黑芝麻粉30克，枸杞少许，白糖少许

【制作】

1　砂锅中注入适量清水烧热，倒入备好的燕麦片、黑芝麻粉、枸杞，拌匀。

2　盖上盖，烧开后用小火煮约30分钟至熟。

3　揭开盖，倒入白糖，拌匀，煮至溶化。

4　关火后盛出煮好的燕麦粥即可。

小米

【性味】性凉，味甘、咸

【归经】归脾、肾经

营养分析含量表
（每100克含量）

热量	1498.6千焦
糖类	75.1克
蛋白质	9克
脂肪	3.1克
膳食纤维	1.6克

用量
40克／每天

食 疗 功 效

小米富含维生素B_1，能促进肠胃蠕动，增加食欲；其富含矿物质，属于碱性食物，能中和胃酸，改善消化不良，适合身体酸痛或胃酸不调者常吃。小米可健脾和胃、疏肝解郁，适合脾胃虚弱及肝胃不和的慢性胃炎患者食用。

人 群 宜 忌

小米是健康食品，富含糖类、蛋白质、脂肪、微量元素和多种维生素，尤其适合食欲欠佳、肠胃不好及贫血的人食用。

实 用 小 偏 方

①取小米适量，食盐少许。小米研成细粉，加水揉成梧桐子大小的丸，每次10～15克，以水煮熟，加食盐少许。空腹连汤服下，具有助消化、清热解毒的功效，适宜食不消化、反胃呕逆者食用。

②取小米15克，大米50～100克，同煮粥。空腹食用，具有补血养心的作用，适于脾胃虚弱、身体消瘦者食用。

搭配宜忌

宜　小米＋黄豆 ➡ 健脾和胃
　　小米＋洋葱 ➡ 生津止渴

忌　小米＋杏仁 ➡ 不易消化
　　小米＋虾皮 ➡ 易致恶心

红薯小米粥

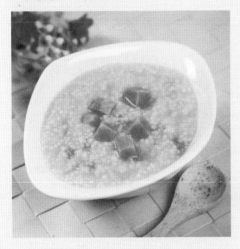

【调理功效】小米有预防消化不良的作用。小米与健脾胃的红薯搭配，可起到养胃、开胃等作用。

【原料】

红薯150克，水发小米100克，白糖20克

【制作】

1 砂锅中注水烧开，加入去皮切好的红薯。

2 放入泡好的小米，拌匀。

3 加盖，用大火煮开后转小火续煮1小时至食材熟软。

4 揭盖，加入白糖，拌匀至溶化。

5 关火后盛出煮好的粥，装碗即可。

红枣桂圆小米粥

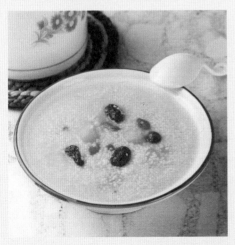

【调理功效】经常食用本粥可显著改善肠胃功能。

【原料】

水发小米150克，红枣30克，桂圆肉35克，枸杞10克

【制作】

1 砂锅中注入适量清水烧开。

2 放入洗净的小米，搅拌匀，倒入洗好的红枣、桂圆肉、枸杞，拌匀。

3 盖上盖，用大火烧开后转小火煮约30分钟至食材熟透。

4 揭开盖，搅匀，略煮片刻即可。

薏米

【性味】性凉，味甘、淡

【归经】归脾、胃、肺经

用量
30克／每天

营养分析含量表
（每100克含量）

热量	1494.4千焦
糖类	71.1克
蛋白质	12.8克
脂肪	3.3克
膳食纤维	2克

食 疗 功 效

薏米富含优质的蛋白质，有健脾益胃的功效；薏米中含有的薏苡仁酯是一种抗癌剂，可抑制癌细胞的发展，对防治胃癌、宫颈癌有较好的食疗作用。薏米还有健脾利湿、清热排脓等功效，适合湿热、胃痛、气血虚弱的患者食用。

人 群 宜 忌

薏米适宜各种癌症、关节炎、急慢性肾炎水肿、癌性腹水、面肢浮肿、脚气病消肿及美容者食用。但是薏米性微凉，妇女怀孕早期和便秘者不宜食用。

实 用 小 偏 方

①先把生薏米60克煮至烂熟，倒入捣碎的生山药60克，同煮成粥。本粥有补肺、健脾、养胃的作用，适于阴虚内热、劳嗽干咳、食欲减退等脾肺气虚者食用。

②将熟薏米粉5克浸泡于500毫升温开水中，当茶水饮用，能降暑解渴、利水消肿、清热解毒，还具有营养头发，预防脱发，并使头发光滑柔软的作用。

搭配宜忌

宜
薏米 + 山楂 ➤ 健美减肥
薏米 + 胡萝卜 ➤ 美容养颜

忌
薏米 + 杏仁 ➤ 引起呕吐
薏米 + 赤豆 ➤ 引起腹泻

薏米红枣荷叶粥

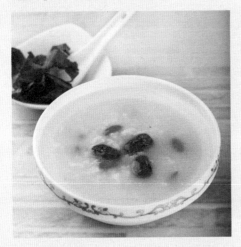

【调理功效】 大米所含的水溶性食物纤维，可预防动脉硬化等心血管疾病。薏米对胃癌有一定的食疗作用。

【原料】

水发大米130克，水发薏米80克，红枣20克，枸杞10克，干荷叶8克，冰糖20克

【制作】

1　砂锅中注入清水烧开，放入干荷叶，搅匀，煮沸后用小火煮约15分钟，捞出荷叶，去除杂质。

2　倒入洗净的大米、薏米、红枣、枸杞，搅拌匀，用大火煮沸后转小火续煮30分钟。

3　放入冰糖，拌匀，转中火再煮一会儿，至冰糖完全溶化。

4　关火后盛出煮好的荷叶粥即成。

薏米白果粥

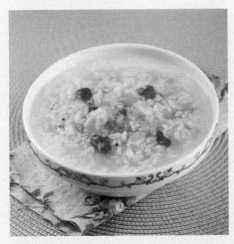

【调理功效】 本品含有多种维生素和矿物质，有促进新陈代谢和减少胃肠负担的作用。

【原料】

水发薏米40克，水发大米130克，白果50克，枸杞3克，葱花少许，盐2克

【制作】

1　砂锅中倒入清水烧开，放入发好的薏米、大米，拌匀。

2　倒入备好的白果，搅拌匀，用大火烧开后转小火煮30分钟，至米粒熟软，放入枸杞，搅拌，加入盐，搅拌均匀至食材入味。

3　关火，盛出煮好的粥，装入碗中，再放上葱花即可。

紫米

【性味】性温、味甘

【归经】归脾、胃、肺经

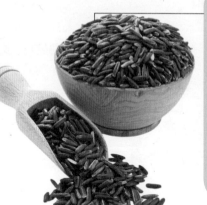

用量
40 克 / 每天

营养分析含量表	
（每 100 克含量）	
热量	1435.7千焦
糖类	75.1克
蛋白质	8.3克
脂肪	1.7克
膳食纤维	1.4克

食 疗 功 效

紫米营养价值和药用价值都比较高，含蛋白质、糖类、维生素B_1、维生素B_2、钙、铁、磷等营养成分，有补血益气、暖脾养胃、调理神经衰弱等功效，对脾胃虚寒、食欲不佳、腹胀腹泻有一定的缓解作用。

人 群 宜 忌

一般人群均可食用紫米，尤其适于少年白发、妇女产后虚弱、病后体虚，以及贫血、肾虚者长期食用。

实 用 小 偏 方

①紫米100克、莲子20克，共同煮粥，熟后加冰糖调味。本品能滋阴养心、补肾健脾，适合孕妇、老人、病后体虚者食用，健康人食之也可防病。
②紫米50克、黑大豆20克、黑芝麻15克、核桃仁15克，共同熬粥加红糖调味食之，每日1次，有润肤美容、补脑益智的作用。

搭配宜忌

 宜
紫米 + 红枣 ➡ 温中祛寒
紫米 + 黑芝麻 ➡ 补脾胃益肝肾

忌
紫米 + 鸡肉 ➡ 导致消化不良
紫米 + 苹果 ➡ 不易消化

紫米南瓜粥

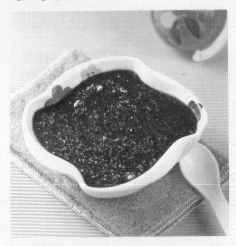

【调理功效】紫米对脾胃虚寒、食欲不振有一定的缓解作用。

【原料】

水发紫米30克，水发大米45克，豌豆70克，南瓜片95克，白糖6克

【制作】

1 将紫米、大米倒入榨汁机，盖紧盖子，干磨成米粉，放在小碗中。

2 蒸锅上火烧开，放入豌豆、南瓜片，蒸熟，取出；取杵臼，倒入豌豆和南瓜，捣碎成泥。

3 汤锅中注入清水烧热，放入米粉略煮，放入豌豆泥、南瓜泥拌匀，用中火续煮片刻至米粉呈糊状，撒上白糖，拌匀，装入碗中即可。

紫米芡实粥

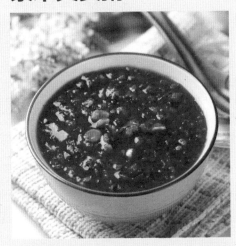

【调理功效】常食用芡实可以加强小肠的吸收功能，提高尿排泄次数。紫米搭配芡实，可补血益气、暖脾胃。

【原料】

水发紫米80克，水发芡实40克，白糖20克

【制作】

1 砂锅注入800毫升的清水烧开，倒入泡发好的紫米、芡实，拌匀。

2 加盖，大火煮开后转小火煮40分钟。

3 揭盖，倒入白糖，充分拌匀至白糖溶化即可。

黑米

【性味】性平，味甘
【归经】归脾、胃经

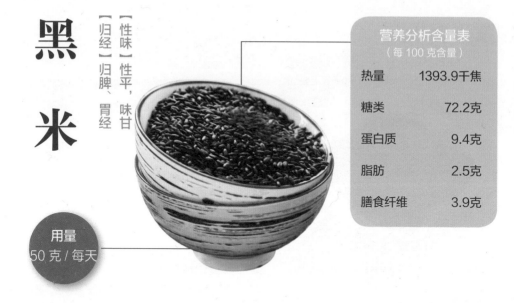

营养分析含量表
（每 100 克含量）

热量	1393.9千焦
糖类	72.2克
蛋白质	9.4克
脂肪	2.5克
膳食纤维	3.9克

用量
50 克 / 每天

食 疗 功 效

黑米中富含糖类和膳食纤维，糖类是机体能量的主要来源，其中的糖蛋白和蛋白多糖有润滑肠管的作用，能减轻胃部负担，促进消化吸收；膳食纤维可促进肠管蠕动，有利于排便。

人 群 宜 忌

黑米能健脾补血，适合体虚、贫血者食用，尤其适合产后出血的女性食用。但是易消化不良的人不要吃未煮烂的黑米，病后消化能力弱的人也不宜急于吃黑米。

实 用 小 偏 方

①黑米100克、红糖适量。先将黑米洗净，放入锅内加清水煮粥，待粥煮至浓稠时，再放入红糖稍煮片刻即可食用。此粥有滋阴补肾、明目聪耳的作用。

②取黑米50克、黑豆20克、黑芝麻15克、核桃仁15克，共同熬粥，熟后加红糖调味。常食此粥能乌发润肤、补脑益智，还能补血。

③取黑米100克、银耳10克、红枣10枚，一同熬粥，熟后加冰糖调味。此粥能滋阴润肺、滋补脾胃，四季皆可服食。

搭配宜忌

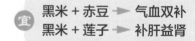

宜　黑米 + 大米 ➡ 开胃益中明目
　　黑米 + 生姜 ➡ 降胃火

宜　黑米 + 赤豆 ➡ 气血双补
　　黑米 + 莲子 ➡ 补肝益肾

花豆黑米粥

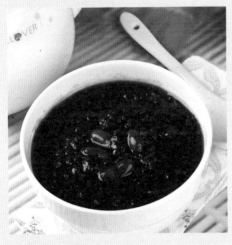

【原料】

水发花豆、水发黑米各150克

【制作】

1　砂锅中注入适量清水大火烧热。

2　倒入泡发好的黑米、花豆，搅拌匀，盖上锅盖，煮开后转小火煮1小时至熟软。

3　掀开锅盖，持续搅拌片刻。

4　关火，将煮好的粥装入碗中即可。

【调理功效】 黑米有润滑肠管的作用，能减轻胃部负担。黑米搭配花豆，可促进消化、补血。

百合黑米粥

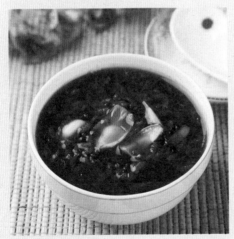

【原料】

水发大米120克，水发黑米65克，鲜百合40克，盐2克

【制作】

1　砂锅中注入适量清水烧热，倒入泡发好的大米、黑米，放入洗好的百合，拌匀。

2　盖上盖，烧开后用小火煮约40分钟至熟。

3　揭开盖，放入少许盐，拌匀，煮至粥入味即可。

【调理功效】 本品不仅有益肠胃健康，还可润肺止咳。

白菜

【性味】性平，味苦、辛、甘

【归经】归肠、胃经

用量
100 克 / 每天

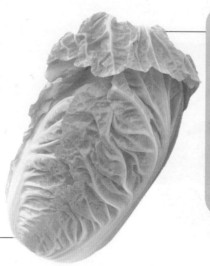

营养分析含量表
（每 100 克含量）

热量	71.2千焦
糖类	3.2克
蛋白质	1.5克
脂肪	0.1克
膳食纤维	0.8克

食 疗 功 效

白菜含有90%以上的纤维素。纤维素被现代营养学家称为"第七营养素"，不但能起到润肠、促进排毒的作用，还能刺激肠胃蠕动、促进大便排泄、帮助肠胃消化，对预防肠癌具有良好的作用。

人 群 宜 忌

白菜富含膳食纤维，适宜大小便不利、维生素缺乏者食用。但胃寒、腹泻、肺寒咳嗽者不宜食用。

实 用 小 偏 方

①白菜切成丝，与少许白糖拌匀，加两大碗水烧开后续煮2分钟，关火，趁热喝下，可治食物中毒（汗出即毒出）。

②用白菜研成糊状敷患处，可缓解莫名的肿痛。

搭配宜忌

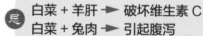

宜　白菜 + 猪肝 ➡ 滋补身体
　　白菜 + 猪肉 ➡ 补充营养、通便

忌　白菜 + 羊肝 ➡ 破坏维生素 C
　　白菜 + 兔肉 ➡ 引起腹泻

醋熘白菜片

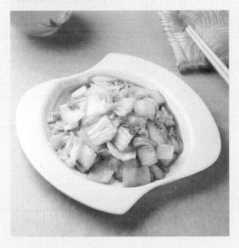

【调理功效】大白菜本身具有助消化、促进食欲的作用，加上适量的白醋，使这道菜成为开胃之佳品。

【原料】

白菜250克，盐、鸡粉各2克，白糖3克，白醋10毫升，食用油适量

【制作】

1 将洗净的白菜切开，去除菜心，改切成小段，备用。

2 用油起锅，倒入白菜梗，炒匀。

3 注入少许清水，倒入白菜叶，炒匀。

4 加入盐、白糖、鸡粉，炒匀调味。

5 调至小火，加入白醋，炒匀。

6 关火后盛出炒好的食材即可。

青椒炒白菜

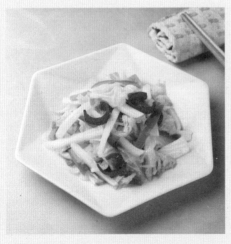

【调理功效】白菜含有粗纤维、多种维生素等成分，有促进消化、调养肠胃等功效。

【原料】

白菜120克，青椒40克，红椒10克，盐、鸡粉各2克，食用油适量

【制作】

1 洗好的白菜切丝；洗净的青椒、红椒去籽，切粗丝。

2 用油起锅，倒入青椒丝、红椒丝，炒匀，倒入白菜梗，炒至变软。

3 放入白菜叶，用大火快炒。

4 转小火，加入少许盐、鸡粉，翻炒匀，至食材入味，关火后盛出炒好的菜肴即可。

卷心菜

[性味] 性平, 味甘

[归经] 归脾、胃经

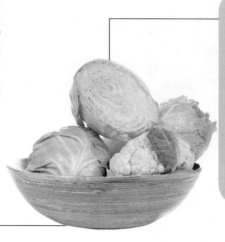

营养分析含量表
（每100克含量）

热量	92.1千焦
糖类	4.6克
蛋白质	1.5克
脂肪	0.2克
膳食纤维	1克

用量
70克/每天

食 疗 功 效

卷心菜中含有维生素C，能加速创面愈合，对消化性溃疡有很好的辅助治疗作用。卷心菜中还含有少量的功能性低聚糖——棉籽糖，棉籽糖不能被人体胃肠消化，可直达大肠被双歧杆菌分解利用，从而起到增加双歧杆菌、润肠通便、抑制毒素产生的作用，进而降低癌症的发病率。

人 群 宜 忌

一般人群均可食用，特别适合动脉硬化、胆结石、消化道溃疡患者及孕妇、肥胖者食用。但是患有皮肤瘙痒性疾病、眼部充血者忌食。

实 用 小 偏 方

将鲜卷心菜洗净，放入冷开水中浸泡片刻，取出后撕成碎片，在榨汁机中榨蔬菜汁，用纱布滤过取卷心菜汁，敷于患处，对溃疡有很好的辅助治疗作用。

搭配宜忌

宜　卷心菜 + 西红柿 ➤ 益气生津
　　卷心菜 + 木耳 ➤ 健胃补脑

忌　卷心菜 + 黄瓜 ➤ 降低营养价值
　　卷心菜 + 兔肉 ➤ 引起腹泻

西红柿炒卷心菜

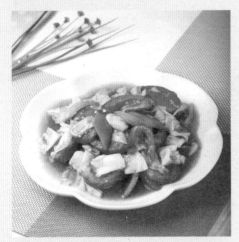

【调理功效】西红柿能促进胃液分泌、助消化。西红柿搭配卷心菜，润肠排毒的效果更佳。

【原料】

西红柿120克，卷心菜200克，彩椒60克，蒜末、葱段各少许，番茄酱10克，盐4克，水淀粉4毫升，食用油适量

【制作】

1 洗好的彩椒切成小块；洗净的西红柿切瓣；洗好的卷心菜切成小块。

2 锅中注入清水烧开，倒入食用油，放入少许盐，加入卷心菜，煮至其断生，捞出。

3 用油起锅，倒入蒜末、葱段、爆香，放入西红柿、彩椒、卷心菜、番茄酱、盐、水淀粉，炒匀入味即可。

炝拌卷心菜

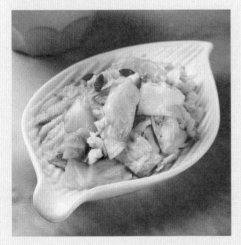

【调理功效】卷心菜有保护肠胃、增进食欲等作用。少量的枸杞对增强胃功能也很有益。

【原料】

卷心菜200克，蒜末、枸杞各少许，盐、鸡粉各2克，生抽8毫升

【制作】

1 洗净的卷心菜切去根部，撕成小片。

2 锅中注入适量清水烧开，倒入卷心菜、枸杞，拌匀，略煮，捞出煮好的食材，沥干水分。

3 取一个大碗，放入煮好的食材，再放入少许蒜末。

4 加入盐、鸡粉、生抽，拌匀，将拌好的菜肴放入盘中即可。

南瓜

【性味】性温，味甘
【归经】归脾、胃经

用量
100 克 / 每天

营养分析含量表	
（每 100 克含量）	
热量	92.1千焦
糖类	5.3克
蛋白质	0.7克
脂肪	0.1克
膳食纤维	0.8克

食 疗 功 效

南瓜中含有丰富的维生素A，可参与胃内上皮组织的正常代谢，保护胃黏膜，促进溃疡愈合；南瓜中的果胶则可以让消化道免受质地粗糙食品的刺激，预防胃炎、胃溃疡。此外，南瓜中所含的甘露醇有润肠通便的作用，可减少粪便中毒素对人体的危害，预防结肠癌的发生。

人 群 宜 忌

南瓜适合脾胃虚弱、营养不良、肥胖、便秘者，以及中、老年人食用；南瓜性温、味甘、无毒，胃热炽盛、气滞湿阻者以及患脚气、黄疸等病症的患者忌食。

实 用 小 偏 方

①用适量南瓜根与猪肉同煮服食，有助于缓解牙痛。
②长期用新鲜的南瓜叶直接擦抹患处，可治牛皮癣。
③用100克南瓜与50克豆腐同煮食用，有助于治疗便秘。

搭配宜忌

宜　南瓜 + 牛肉 ➡ 补脾健胃
　　南瓜 + 莲子 ➡ 降低血压

　南瓜 + 辣椒 ➡ 破坏维生素 C
　　南瓜 + 羊肉 ➡ 发生黄疸和脚气

蒜蓉虾皮蒸南瓜

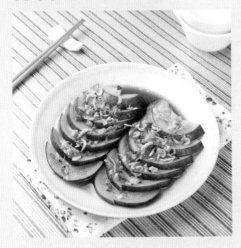

【调理功效】南瓜可以健脾、预防胃炎、防治夜盲症。虾皮对于增强肠胃功能有积极的作用。

【原料】

小南瓜185克，蒜末40克，虾皮30克，蒸鱼豉油10毫升，食用油适量

【制作】

1 洗净的小南瓜切片，摆盘，备用。

2 用油起锅，倒入蒜末，爆香，放入备好的虾皮，炒约1分钟至微黄。

3 盛出炒好的虾皮，均匀地浇在南瓜片上。

4 取出电蒸锅，通电后注水烧开，放入装南瓜片的盘了，蒸15分钟至食材熟软，取出蒸好的南瓜，淋上蒸鱼豉油即可。

南瓜西红柿汤

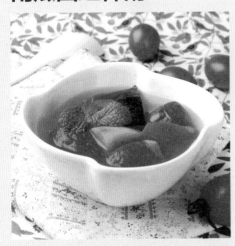

【调理功效】南瓜含有维生素A，有保护胃黏膜的作用。苹果含有丰富的有机酸，可刺激胃肠蠕动、促使大便通畅。

【原料】

小南瓜230克，西红柿70克，去皮胡萝卜45克，苹果110克，蜂蜜30克

【制作】

1 洗净的胡萝卜切滚刀块；洗好的苹果切块；洗净的小南瓜切大块；洗净的西红柿切块。

2 砂锅中注入清水烧开，倒入胡萝卜块、苹果块、小南瓜块、西红柿块，拌匀，加盖，大火煮开后转小火煮30分钟至熟。

3 揭盖，加入蜂蜜，搅拌片刻至入味，关火后盛出煮好的汤，装入碗中即可。

冬瓜

【性味】性凉，味甘

【归经】归肺、大肠、小肠、膀胱经

用量
60 克 / 每天

营养分析含量表
（每 100 克含量）

热量	46千焦
糖类	2.6克
蛋白质	0.4克
脂肪	0.2克
膳食纤维	0.7克

食 疗 功 效

冬瓜肉和冬瓜皮中膳食纤维的含量较高，能刺激肠管蠕动，使肠管里积存的有毒物质尽快排泄出去，起到预防便秘和肠癌的作用。

人 群 宜 忌

冬瓜适合小便不利者食用，还可去水肿，适合水肿型肥胖的人群食用。冬瓜性寒凉，脾胃气虚、腹泻便溏、胃寒疼痛者应忌食。

实 用 小 偏 方

①用冬瓜和豆腐煮汤饮用，可治疗口疮。

②适量冬瓜皮洗净后，煎水代茶饮，可以辅助治疗孕妇水肿，一般每次15克左右，一周为一个疗程。

③晒干的冬瓜皮、冬瓜子是一种很好的中药材，有清肺化痰、排脓的作用，可用于治疗肺热咳嗽、肺痈、肠痈等。

搭配宜忌

宜　冬瓜 + 鸡肉 → 清热消肿
　　冬瓜 + 海带 → 降血压降血脂

忌　冬瓜 + 鲫鱼 → 尿量增多
　　冬瓜 + 醋 → 降低营养价值

脆皮冬瓜

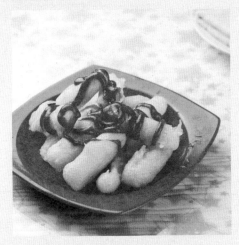

【调理功效】冬瓜中的膳食纤维含量丰富，可促进胃肠蠕动。胃功能不佳者适量食用面粉可改善肠胃功能。

【原料】

冬瓜350克，面粉100克，盐3克，番茄酱、生粉、食用油各适量

【制作】

1 将面粉倒入碗中，加少许盐、生粉、清水，拌匀成面糊，静置约10分钟；去皮洗净的冬瓜切条。

2 锅中注入清水烧开，倒入冬瓜条，焯水，放在盘中，撒上生粉，搅拌片刻，使生粉均匀地裹在冬瓜上。

3 将冬瓜条蘸上面糊，下入油锅中炸约3分钟至熟，捞出装盘，食用时佐以番茄酱即可。

西红柿炒冬瓜

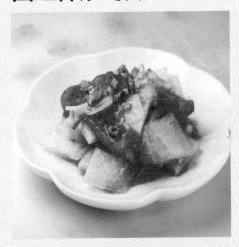

【调理功效】此菜富含有机碱、番茄碱、B族维生素、维生素C等成分，可促进食欲、增强免疫力、预防便秘。

【原料】

西红柿100克，冬瓜260克，蒜末、葱花各少许，盐2克，水淀粉、食用油各适量

【制作】

1 洗净去皮的冬瓜切成片；洗好的西红柿切成小块。

2 锅中注入清水烧开，倒入冬瓜片，焯水，捞出，沥干水分。

3 用油起锅，放入蒜末，翻炒出香味，倒入西红柿块，快速翻炒匀。

4 放入冬瓜片，炒匀，加入少许盐炒匀调味，倒入水淀粉，炒匀。

5 盛出炒好的食材，撒上葱花即可。

白萝卜

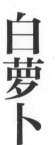

【性味】性凉，味辛、甘

【归经】归肺、胃经

营养分析含量表 （每100克含量）	
热量	87.9千焦
糖类	5克
蛋白质	0.9克
脂肪	0.1克
膳食纤维	1克

用量
60克/每天

食 疗 功 效

白萝卜中所含的芥子油和膳食纤维能促进胃肠蠕动、增进食欲、帮助消化、改善食欲不振和消化不良的症状；白萝卜中所含的淀粉酶能分解食物中的淀粉，使之得以充分的消化吸收，可消除胀气、保护肠胃。白萝卜含热量较少、纤维素较多，吃后易产生饱胀感，有助于减肥。

实 用 小 偏 方

①嗓子疼时，吃生白萝卜能消肿止痛。
②轻度醉酒时，喝白萝卜汤，可以醒酒。
③用白萝卜煮水洗脚，能止脚汗、治脚臭。

人 群 宜 忌

白萝卜性凉，阴盛偏寒体质、脾胃虚寒、胃及十二指肠溃疡、慢性胃炎、先兆流产、子宫脱垂者不宜食用。

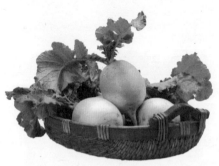

搭配宜忌

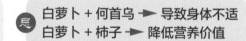

宜　白萝卜＋紫菜 ➤ 清肺热止咳嗽
　　白萝卜＋豆腐 ➤ 促进吸收

忌　白萝卜＋何首乌 ➤ 导致身体不适
　　白萝卜＋柿子 ➤ 降低营养价值

榨菜炒白萝卜丝

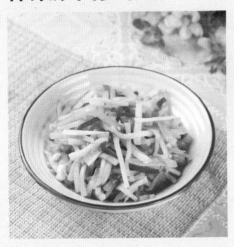

【调理功效】白萝卜营养丰富，具有清热生津、调节肠胃功能、消食化滞等功效；榨菜开胃效果极佳。

【原料】

榨菜头120克，白萝卜200克，红椒丝40克，姜片、蒜末、葱段各少许，盐2克，豆瓣酱10克，水淀粉、食用油各适量

【制作】

1 洗净去皮的白萝卜切丝；洗好的榨菜头切丝。

2 锅中注水烧开，倒入榨菜丝、白萝卜丝，煮1分钟，捞出。

3 锅中注入食用油烧热，爆香姜片、蒜末、葱段，加入红椒丝、榨菜丝、白萝卜丝、盐、豆瓣酱、水淀粉，炒匀即可。

蒸白萝卜

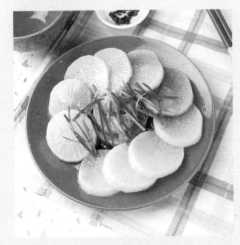

【调理功效】白萝卜中所含的淀粉酶及各种消化酵素，能分解食物中的淀粉和脂肪，促进食物消化。

【原料】

去皮白萝卜260克，葱丝、姜丝各5克，红椒丝3克，花椒适量，蒸鱼豉油、食用油各适量

【制作】

1 洗净的白萝卜切厚片。

2 取一空盘，将切好的白萝卜沿圆盘摆好，放上姜丝，放入烧开的电蒸锅中，蒸熟后取出，去掉姜丝，放上葱丝、红椒丝。

3 热锅注油烧热，放入花椒，爆香，淋到白萝卜上面，去掉花椒，再淋上蒸鱼豉油即可。

胡萝卜

【性味】性平，味甘、涩

【归经】归心、肺、脾、胃经

用量
70克/每天

营养分析含量表
（每100克含量）

热量	104.7千焦
糖类	8.1克
蛋白质	1克
脂肪	0.2克
膳食纤维	3.2克

食 疗 功 效

胡萝卜中所含的丰富的膳食纤维具有吸水性，其在肠管中容易吸水膨胀，利于刺激肠管蠕动，有宽肠、通便、防癌的功效；其所含的类胡萝卜素可以清除血液及肠管的氧自由基，具有排毒的功效；胡萝卜中还含有降糖物质，是糖尿病人的良好食品。

人 群 宜 忌

一般人都可食用，尤其适宜食欲不振及癌症、高血压、夜盲症、干眼症患者食用。但是，备孕的妇女不宜多吃。

实 用 小 偏 方

①将胡萝卜、酸奶、蜂蜜、苹果一起榨成汁饮用，有很强的美容功效。

②取胡萝卜榨汁，兑蜂蜜适量，每次饮用80毫升，早、晚各一次，可治便秘。

③哺乳期妇女坚持每天晚上食用烧熟的胡萝卜，可以增加乳汁的分泌。

搭配宜忌

宜
胡萝卜 + 香菜 ➡ 开胃消食
胡萝卜 + 绿豆芽 ➡ 排毒瘦身

忌
胡萝卜 + 酒 ➡ 损害肝脏
胡萝卜 + 山楂 ➡ 破坏维生素 C

胡萝卜炒杏鲍菇

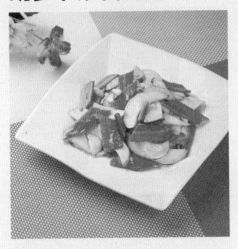

【调理功效】杏鲍菇所含的营养成分，有助于胃酸的分泌和食物的消化，可辅助治疗饮食积滞症。

【原料】

胡萝卜100克，杏鲍菇90克，姜片、蒜末、葱段各少许，盐3克，蚝油4克，料酒3毫升，食用油、水淀粉各适量

【制作】

1 洗净的杏鲍菇切片；去皮的胡萝卜切片。

2 锅中注入清水烧开，倒入切好的胡萝卜和杏鲍菇，焯水，捞出食材。

3 用油起锅，爆香姜片、蒜末、葱段，倒入煮好的食材，淋入料酒，加入盐、蚝油、水淀粉炒匀，盛出菜肴即成。

白菜梗拌胡萝卜丝

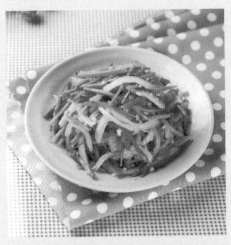

【调理功效】白菜煮熟后食用有助于消化，可通利肠胃。胡萝卜中的木质素对于消灭癌细胞有一定的帮助。

【原料】

白菜梗120克，胡萝卜200克，青椒丝35克，葱花少许，盐3克，生抽3毫升，陈醋6毫升，芝麻油适量

【制作】

1 将洗净的白菜梗切粗丝；去皮洗净的胡萝卜切细丝。

2 锅中注入清水烧开，加入少许盐，倒入胡萝卜丝，煮约1分钟，放入白菜梗丝和青椒丝，再煮约半分钟，捞出所有食材，沥干水分。

3 把煮好的食材装碗，加盐、生抽、陈醋、芝麻油和葱花拌匀即成。

128

豇豆

【性味】性平，味甘

【归经】归脾、胃经

营养分析含量表	
（每100克含量）	
热量	121.4千焦
糖类	5.9克
蛋白质	2.9克
脂肪	0.3克
膳食纤维	2.3克

用量
70 克 / 每天

食 疗 功 效

豇豆所含B族维生素能维持正常的消化腺分泌和胃肠蠕动的功能，可抑制胆碱酶活性，有帮助消化、增进食欲的功效。豇豆中所含维生素C能促进抗体的合成，提高机体抗病毒的能力，其所含的磷脂有促进胰岛素分泌、参与糖代谢的作用。

人 群 宜 忌

一般人群均可食用，尤其适合糖尿病、肾虚、尿频、遗精及一些妇科功能性疾病患者。但气滞便结者应慎食。

实 用 小 偏 方

①豇豆加冰糖，水煎服，可治盗汗。
②豇豆煮水喝，可治小便不通。
③豇豆和绿豆同煮汤饮服，具有清热解毒的功效，适用于小儿夏季生痱子、小疖肿等病症。

搭配宜忌

宜
豇豆 + 冬瓜 ➡ 消水肿
豇豆 + 鸡肉 ➡ 增进食欲

忌
豇豆 + 桂圆 ➡ 引起腹胀
豇豆 + 糖 ➡ 影响糖类的吸收

川香豇豆

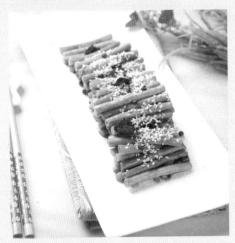

【调理功效】 豇豆具有通畅肠胃、开胃消食、排毒养颜等功效。

【原料】

豇豆350克，蒜末5克，干辣椒3克，花椒8克，白芝麻10克，盐2克，鸡粉3克，蚝油、食用油各适量

【制作】

1　将洗净的豇豆切成段。

2　用油起锅，倒入蒜末、花椒、干辣椒，大火爆香，加入豇豆段，炒匀。

3　倒入少许清水，翻炒约5分钟至熟。

4　加入盐、蚝油、鸡粉，翻炒约3分钟至入味。

5　关火，将炒好的豇豆装入盘中，撒上白芝麻即可。

鸳鸯豇豆

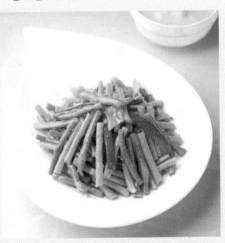

【调理功效】 此菜有健脾和胃、补肾止带的功效，适合脾胃虚弱所导致的食积、腹胀者食用。

【原料】

豇豆120克，酸豇豆100克，肉末35克，红椒条、泡小米椒、蒜末各少许，盐、料酒、水淀粉、剁椒酱、食用油各适量

【制作】

1　将洗净的豇豆、酸豇豆均切长段。

2　沸水锅中倒入豇豆，焯水后捞出；再倒入酸豇豆，焯水，捞出。

3　用油起锅，倒入肉末，炒匀，倒入蒜末、泡小米椒、剁椒酱，炒匀。

4　注入清水，倒入煮过的材料、红椒条，加入料酒、盐、水淀粉炒匀即成。

西蓝花

【性味】性凉，味甘

【归经】归肾、脾、胃经

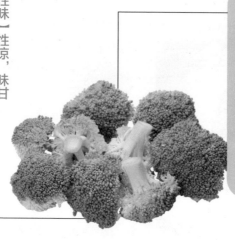

用量
100 克 / 每天

营养分析含量表
（每 100 克含量）

热量	138.1千焦
糖类	4.3克
蛋白质	4.1克
脂肪	0.6克
膳食纤维	1.6克

食 疗 功 效

西蓝花富含维生素C，在防治胃癌、乳腺癌方面效果尤佳。患胃癌时人体血清中硒的水平明显下降，胃液中的维生素C浓度也显著低于正常人，而西蓝花不但能给人补充一定量的硒和维生素C，同时也能供给丰富的胡萝卜素，起到阻止癌变、抑制肿瘤生长的作用。

人 群 宜 忌

西蓝花适宜消化不良、癌症、肥胖、体内缺乏维生素K者食用。但尿路结石及甲状腺功能低下者不宜食用。

实 用 小 偏 方

①西蓝花与冬笋一起炒食，可以美容养颜、滋润肌肤。
②红椒与西蓝花拌食，可以降低血脂。

搭配宜忌

宜　西蓝花 ＋ 枸杞 ➡ 有利营养吸收
　　西蓝花 ＋ 蜂蜜 ➡ 止咳润喉

忌　西蓝花 ＋ 牛奶 ➡ 影响钙质吸收
　　西蓝花 ＋ 豆浆 ➡ 降低营养价值

茄汁西蓝花

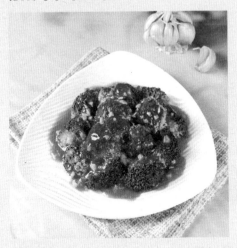

【调理功效】 西蓝花可提高体内杀菌能力，增强免疫力。大蒜中含硫化合物能促进肠管产生一种有益消化的酶。

【原料】

西蓝花360克，蒜末少许，盐3克，番茄酱20克，水淀粉10毫升，食用油适量

【制作】

1　将洗净的西蓝花切成小朵。

2　锅中注入清水烧开，放入西蓝花，煮约2分钟至其断生，捞出，沥干，装盘，码放好。

3　锅置火上烧热，倒入适量食用油，放入蒜末、番茄酱，爆香。

4　倒入清水拌匀，煮沸，放盐，再加入水淀粉勾芡，制成味汁，浇在西蓝花上即可。

草菇西蓝花

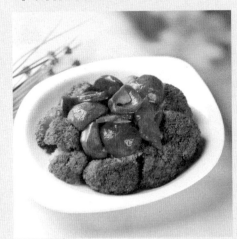

【调理功效】 长期食用西蓝花的人患胃癌的概率相对较低。

【原料】

草菇90克，西蓝花200克，胡萝卜片少许，料酒8毫升，蚝油8克，盐2克，水淀粉、食用油各适量

【制作】

1　洗净的草菇切小块；洗好的西蓝花切小朵。

2　锅中注入清水烧开，倒入西蓝花，煮至其断生，捞出，摆入盘中；草菇倒入沸水锅中焯水，捞出。

3　用油起锅，爆香胡萝卜片，倒入草菇、料酒、蚝油、盐，淋入清水、水淀粉炒匀，放入西蓝花上即可。

西红柿

【性味】性凉，味甘、酸

【归经】归肺、肝、胃经

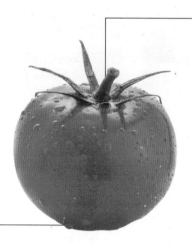

营养分析含量表
（每 100 克含量）

热量	79.5千焦
糖类	4克
蛋白质	0.9克
脂肪	0.2克
膳食纤维	0.5克

用量
100 克 / 每天

食 疗 功 效

西红柿所含的苹果酸、柠檬酸等有机酸，能增加胃酸浓度，调节胃肠功能；所含的果酸及纤维素，可帮助消化、防治便秘。此外，西红柿中的番茄红素可有效清除体内的自由基，预防胃癌、直肠癌等多种癌症。

人 群 宜 忌

西红柿适宜发热、口渴、食欲不振者及高血压、急慢性肝炎、急慢性肾炎、夜盲症和近视患者食用。但是急性肠炎、细菌性痢疾及溃疡活动期患者忌食。

实 用 小 偏 方

①将煮熟的西红柿去皮和籽后捣烂，敷在患处，每日2～3次，可治由真菌感染引起的皮肤病。

②轻度消化性溃疡患者，可将榨取的西红柿汁和土豆汁各半杯混合后饮用，每天早晚各一次，连服10次，溃疡即可痊愈。

搭配宜忌

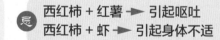

宜　西红柿 + 芹菜 ➡ 降压健胃消食
　　西红柿 + 蜂蜜 ➡ 补血养颜

忌　西红柿 + 红薯 ➡ 引起呕吐
　　西红柿 + 虾 ➡ 引起身体不适

西红柿炒洋葱

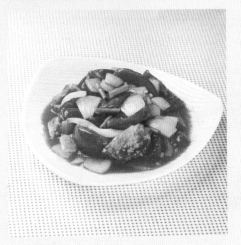

【调理功效】西红柿有健胃消食的功效。洋葱所含的微量元素硒是一种很强的抗氧化剂，对于预防肠癌有帮助。

【原料】

西红柿100克，洋葱40克，蒜末、葱段各少许，盐2克，鸡粉、水淀粉、食用油各适量

【制作】

1　将洗净的西红柿切成小块；去皮洗净的洋葱切成小片。

2　用油起锅，倒入蒜末，爆香，放入洋葱片，快速炒出香味。

3　倒入西红柿，翻炒片刻，至其析出水分，加入少许盐、鸡粉，炒匀。

4　倒入水淀粉，翻炒至食材熟软、入味，关火后盛出食材，撒上葱段即可。

西红柿炒口蘑

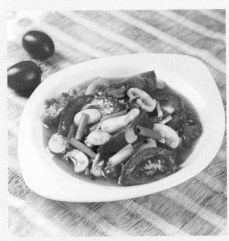

【调理功效】口蘑具有预防便秘、促进排毒、预防大肠癌的作用。此外，西红柿的开胃效果非常明显。

【原料】

西红柿120克，口蘑90克，姜片、蒜末、葱段各适量，盐4克，水淀粉、食用油各适量

【制作】

1　将洗净的口蘑切成片；洗好的西红柿去蒂，切成小块。

2　锅中注水烧开，放入少许盐，倒入口蘑片，煮1分钟至熟，捞出待用。

3　用油起锅，放入姜片、蒜末，爆香，倒入口蘑片，加入西红柿块，炒匀，放入盐，炒匀调味，倒入水淀粉勾芡，盛出装盘，撒上葱段即可。

茄子

【性味】性凉，味甘

【归经】归脾、胃、大肠经

营养分析含量表
（每 100 克含量）

热量	87.9千焦
糖类	4.9克
蛋白质	1.1克
脂肪	0.2克
膳食纤维	1.3克

用量
85 克 / 每天

食 疗 功 效

茄子含有龙葵碱，能抑制消化系统肿瘤的生殖，对于防治胃癌有一定的效果；茄子还有清退癌热的作用。茄子中所含的丰富的维生素P，能增强人体细胞间的附着力、增强毛细血管的弹性、降低毛细血管的脆性及渗透性、预防微血管破裂出血、保持心血管正常的功能。

人 群 宜 忌

茄子适合发热、咯血、便秘、高血压、动脉硬化、坏血病、皮肤绀紫等容易内出血的人食用。但是脾胃虚寒、哮喘者不宜多吃。

实 用 小 偏 方

①去皮茄子30～60克，煮后去渣，加适量蜂蜜，每日两次分服，可治年久咳嗽。

②生茄子切开，擦患部，可治蜈蚣咬伤和蜂蜇伤。

③脸部有雀斑者，可以选择新鲜的茄子，用刀切成小片，涂擦面部有雀斑的位置，直到擦红为止，有助于雀斑的淡化。

搭配宜忌

宜
茄子 + 猪肉 ➡ 维持血压
茄子 + 牛肉 ➡ 强身健体

忌
茄子 + 墨鱼 ➡ 易使人患痢疾
茄子 + 螃蟹 ➡ 郁积腹中

彩椒茄子

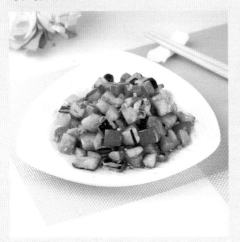

【调理功效】黄瓜中含有葫芦素C，能提高人体免疫功能。常食茄子对于防治胃癌也有一定的效果。

【原料】

彩椒、黄瓜各80克，胡萝卜70克，茄子270克，姜片、葱段、葱花各少许，盐2克，生抽、水淀粉、蚝油、食用油各适量

【制作】

1 将茄子、胡萝卜、黄瓜、彩椒均洗净，切丁。

2 热锅注油烧热，倒入茄子丁，炸熟捞出。

3 锅底留油，放入姜片、葱段，爆香，倒入胡萝卜丁、黄瓜丁、彩椒丁、茄子丁，加入少许盐炒匀，调入生抽、蚝油、水淀粉炒匀，撒上葱花即可。

酱茄子

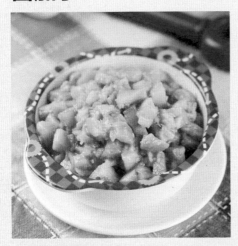

【调理功效】食欲差、肠胃不好者可以适量食用此菜。

【原料】

茄子180克，盐2克，鸡粉少许，生抽3毫升，水淀粉、沙拉酱、食用油各适量

【制作】

1 将去皮洗净的茄子切成小丁。

2 用油起锅，倒入茄子丁，翻炒几下，调入盐、鸡粉，淋上生抽，炒匀。

3 注入适量清水，使食材浸入水中，煮沸后用小火续煮约4分钟至茄子入味，放入沙拉酱，用中火炒匀，淋入水淀粉勾芡即可。

山药

【性味】性平，味甘

【归经】归肺、脾、肾经

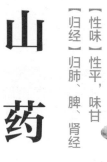

用量
100克/每天

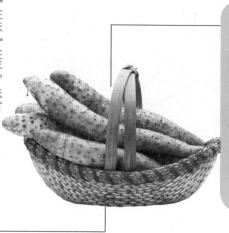

营养分析含量表	
（每100克含量）	
热量	234.4千焦
糖类	12.4克
蛋白质	1.9克
脂肪	0.2克
膳食纤维	0.8克

食 疗 功 效

山药含有淀粉酶、多酚氧化酶等物质，可以改善消化吸收功能，对脾胃虚弱、食少体倦、腹泻等症有食疗作用。山药中的尿囊素则有助于胃黏膜的修复，对溃疡病有很好的辅助治疗作用。山药含皂苷、黏液质，可益肺气、养肺阴，辅助治疗肺虚久咳之症。

人 群 宜 忌

一般人群均可食用，对糖尿病、腹胀、慢性肾炎、长期腹泻及病后虚弱者尤其适宜。山药有收涩的作用，故大便燥结者不宜食用。

实 用 小 偏 方

①山药煮汁，时时饮用，可治疗肺纤维化。
②将新鲜山药切片搓擦腋下，每日1~2次，可治狐臭。

搭配宜忌

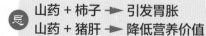

宜　山药 + 鸭肉 ➡ 健脾养胃固肾
　　山药 + 胡萝卜 ➡ 健胃补脾

忌　山药 + 柿子 ➡ 引发胃胀
　　山药 + 猪肝 ➡ 降低营养价值

山药银杏瘦肉粥

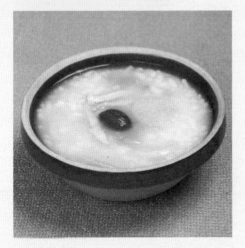

【原料】

大米200克，山药200克，瘦肉30克，银杏10克，红枣4颗，葱花、姜丝、香菜各适量，盐4克

【制作】

1 山药洗净、去皮、切片；红枣泡发切碎；瘦肉洗净，剁蓉；银杏、大米分别淘洗净；香菜洗净，切末备用。

2 砂锅中注水烧开，放入大米煮成粥，放入银杏、山药片煮5分钟后加入红枣碎、瘦肉蓉、姜丝煮烂，加适量盐、葱花和香菜末拌匀。

【调理功效】本品有补脾养胃、生津益肺的功效，是脱肛患者食疗佳品。

西红柿炒山药

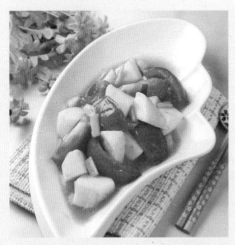

【原料】

去皮山药200克，西红柿150克，大葱10克，盐、白糖各2克，鸡粉3克，水淀粉、食用油各适量

【制作】

1 洗净的山药切成块状；洗好的西红柿切成小瓣；洗净的大葱切段。

2 锅中注入清水烧开，倒入山药块，煮至断生，捞出备用。

3 用油起锅，倒入大葱段、西红柿、山药块，炒匀，加入少许盐、白糖、鸡粉炒匀，倒入水淀粉，翻炒约2分钟即可。

【调理功效】经常食用山药有利于肠胃的健康。西红柿对脂肪及蛋白质的消化有一定的作用。

土豆

【性味】性平，味甘

【归经】归胃、大肠经

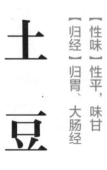

用量
130克/每天

营养分析含量表
（每100克含量）

热量	318.1千焦
糖类	17.2克
蛋白质	2克
脂肪	0.2克
膳食纤维	0.7克

食 疗 功 效

土豆含有大量淀粉以及蛋白质、B族维生素、维生素C等营养物质，能促进脾胃的消化功能；土豆所含的少量龙葵素，能减少胃液分泌、缓解痉挛，对胃痛有一定的治疗作用；土豆中含有大量膳食纤维，能宽肠通便，帮助机体及时排泄代谢毒素，预防便秘及肠管疾病。

人 群 宜 忌

一般人均可食用。但肠胃不佳、经常腹胀和腹泻的人不宜多吃。

实 用 小 偏 方

①把土豆去皮洗净，切碎捣烂成泥，敷于患处并用纱布包好，每昼夜换药4～6次，两三天后便能缓解湿疹症状。

②如果身心疲惫、面容憔悴，可用土豆泥加柠檬汁涂抹于脸上，即能有效减轻脸部的不适感。

搭配宜忌

 宜　土豆＋黄瓜 ➡ 有利于身体健康

忌　土豆＋香蕉 ➡ 面部生斑
　　土豆＋柿子 ➡ 易形成胃结石

干煸土豆条

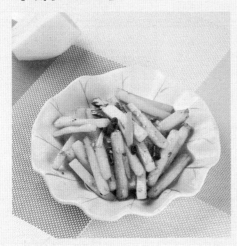

【原料】

土豆350克，干辣椒、蒜末、葱段各少许，盐3克，辣椒油5毫升，生抽、水淀粉、食用油各适量，鸡粉适量

【制作】

1　将洗净去皮的土豆切成条。

2　锅中注入清水烧开，放入少许盐、鸡粉，倒入土豆条，煮3分钟至其熟透，捞出。

3　用油起锅，放入蒜末、干辣椒、葱段，爆香，倒入土豆条，炒匀。

4　放入生抽、盐、辣椒油，炒匀，倒入水淀粉勾芡，装盘即可。

【调理功效】土豆含有维生素A、维生素C及矿物质，具有和胃调中、强身益肾等功效。

芝麻土豆丝

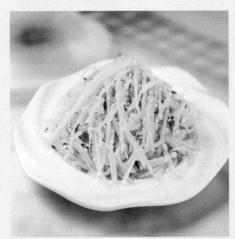

【原料】

土豆180克，香菜20克，熟芝麻15克，蒜末少许，盐2克，白糖3克，陈醋8毫升，食用油适量

【制作】

1　洗好的香菜切末；洗净去皮的土豆切细丝。

2　锅中注入清水烧开，倒入土豆丝，煮半分钟，至其断生，捞出待用。

3　用油起锅，放入蒜末，爆香，倒入土豆丝，淋入陈醋，加入盐、白糖炒匀，装盘，最后撒上香菜末和熟芝麻即成。

【调理功效】土豆中含有的抗菌成分，有预防胃溃疡的作用。

扁豆

【性味】性平，味甘

【归经】归脾、胃经

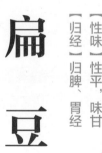

用量
60 克 / 每天

营养分析含量表	
（每 100 克含量）	
热量	154.9千焦
糖类	8.2克
蛋白质	2.7克
脂肪	0.2克
膳食纤维	2.1克

食 疗 功 效

扁豆的蛋白质含量较丰富，经常食用可增进食欲，健脾养胃；扁豆味甘，入脾、胃经，是一味补脾、除湿而不燥烈的健脾化湿良药，对脾胃不和所致的呕吐、腹泻、体倦乏力等症有很好的食疗功效。

人 群 宜 忌

一般人群均可食用，比较适合消化不良、急性肠胃炎者食用。但患寒热证、疟疾者不可食用。

实 用 小 偏 方

①扁豆荷叶粥，具有解暑化湿之功效，对于暑热呕吐之症有良效。
②扁豆胡萝卜粥，具有健脾和胃、顺气消积的功效，适于胃肠不和、食少呕逆、慢性腹泻等病症的食疗。

搭配宜忌

宜　扁豆 + 香菇 ➡ 促进消化
　　扁豆 + 山药 ➡ 补脾益肾

忌　扁豆 + 蛤蜊 ➡ 易导致腹痛
　　扁豆 + 火麻仁 ➡ 功效相抵

香菇拌扁豆

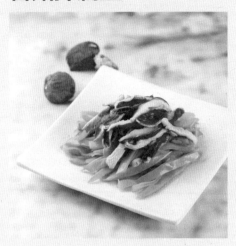

【调理功效】扁豆有益胃健脾、开胃消食的功效。本品可用于便秘及消化不良者食用。

【原料】

鲜香菇60克，扁豆100克，盐、鸡粉各4克，芝麻油4毫升，白醋适量

【制作】

1 锅中注入清水烧开，放入洗净的扁豆，煮半分钟，捞出扁豆，放凉后切长条；放入洗净的香菇，煮半分钟，捞出，放凉后切长条。

2 把切好的香菇装入碗中，加入少许盐、鸡粉、芝麻油，拌匀。

3 将扁豆装碗，加少许盐、鸡粉、白醋、芝麻油，拌匀，装盘，再放上拌好的香菇即可。

西红柿炒扁豆

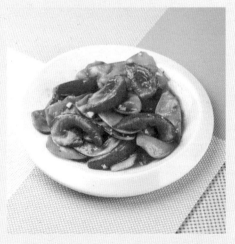

【调理功效】西红柿有健脾胃、增进食欲的功效。扁豆皮上富含食物纤维，有消除便秘、预防癌症的作用。

【原料】

西红柿90克，扁豆100克，蒜末、葱段各少许，盐2克，料酒、水淀粉、食用油各适量

【制作】

1 洗净的西红柿切成小块。

2 锅中注水烧开，倒入扁豆，煮至食材断生后捞出，沥干水。

3 用油起锅，放入蒜末、葱段，爆香，倒入西红柿，翻炒至其析出汁水，放入扁豆，淋入料酒，注入清水，加入少许盐炒匀，用大火收汁，倒入水淀粉炒匀即成。

香菇

【性味】性平，味甘

【归经】归肝、肾、肺经

营养分析含量表
（每100克含量）

热量	79.5千焦
糖类	5.2克
蛋白质	2.2克
脂肪	0.3克
膳食纤维	3.3克

用量
30克/每天

食 疗 功 效

香菇中含有的香菇素可促进食欲，可有效改善食欲不振等症；香菇富含膳食纤维，能促进肠胃蠕动，防治便秘；香菇中还富含硒元素，能有效清除体内的自由基，增强人体免疫力，预防胃炎、胃溃疡、胃癌、食管癌等多种消化系统疾病。中医认为，香菇具有降血压、降血脂、降胆固醇的作用，能够预防动脉硬化、肝硬化等疾病。

人 群 宜 忌

香菇适宜便秘、高血压、高血脂、动脉硬化、糖尿病、贫血、急慢性肝炎、肾炎及癌症患者食用。香菇不适宜脾胃虚寒、气滞或皮肤瘙痒者食用。

实 用 小 偏 方

①鲜香菇30克（干品减半），每日煮食一次，可防治胃癌及妇女子宫颈癌等症。

②香菇6～10克，水煎服，每日分3次服下，可治小儿麻疹。

搭配宜忌

宜
香菇 + 柠檬 ➡ 治破伤风
香菇 + 毛豆 ➡ 益气补虚

忌
香菇 + 螃蟹 ➡ 引起结石
香菇 + 鹌鹑 ➡ 易面生黑斑

蒸香菇西蓝花

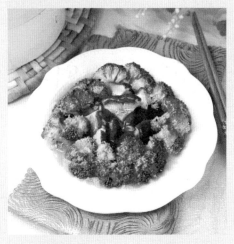

【调理功效】常食用香菇可增强免疫力、改善食欲。西蓝花是抗肠癌、胃癌的最佳食物之一。

【原料】

水发香菇、西蓝花各100克，盐2克，蚝油5克，水淀粉10毫升

【制作】

1 洗净的香菇按十字花刀切块。

2 取一空盘，将洗净的西蓝花沿盘周摆盘，再在中间放入切好的香菇。

3 备好已注水烧开的电蒸锅，放入食材，蒸8分钟至熟，取出蒸好的西蓝花和香菇。

4 锅中注入清水烧开，加入少许盐、蚝油，拌匀，用水淀粉勾芡，制成汤汁，浇在西蓝花和香菇上即可。

荷兰豆炒香菇

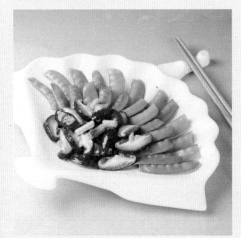

【调理功效】荷兰豆含有丰富的纤维素，可防治便秘。常食用鲜香菇可健胃、预防食管癌。

【原料】

荷兰豆120克，鲜香菇60克，葱段少许，盐3克，料酒5毫升，蚝油6克，水淀粉4毫升，食用油适量

【制作】

1 洗净的荷兰豆去头尾；洗好的香菇切片。

2 锅中注水烧开，分别倒入香菇片和荷兰豆，煮1分钟至食材断生，捞出所有食材，沥干。

3 用油起锅，倒入葱段，爆香，放入荷兰豆、香菇，淋入料酒、蚝油，放入盐，倒入水淀粉，炒匀即可。

猴头菇

【性味】性平，味甘

【归经】归脾、胃、心经

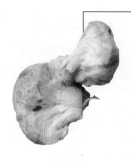

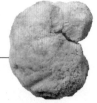

用量
30 克 / 每天

营养分析含量表
（每100 克含量）

热量	54.4千焦
糖类	4.9克
蛋白质	2克
脂肪	0.2克
膳食纤维	4.2克

食 疗 功 效

猴头菇含有的多糖、多肽，能抑制癌细胞中遗传物质的合成，可预防和辅助治疗消化道癌症和其他恶性肿瘤。猴头菇是高蛋白、低脂肪食品，含有多种矿物质，可增进食欲、增强胃黏膜的屏障机能、提高淋巴细胞转化率、提高人体免疫力。

人 群 宜 忌

一般人群都可食用，心血管疾病、胃肠病患者尤其适合，低免疫力人群、高强度脑力劳动者也可经常食用本品。但对菌类食物过敏者需慎食猴头菇。

实 用 小 偏 方

①干猴头菇60克，水浸软后切成薄片，水煎服，黄酒为引，日服2次，可治消化不良。

②干猴头菇7～8克，用清水冲洗数次，再用开水（约500毫升）浸泡，一天内分3～5次服完，连服20天，可治肠炎。

搭配宜忌

宜

猴头菇 + 银耳 ➡ 有助睡眠

猴头菇 + 猪蹄 ➡ 去湿养胃

忌

猴头菇 + 酒 ➡ 易引起身体不适

猴头菇 + 味精 ➡ 鲜味反失

猴头菇煲鸡汤

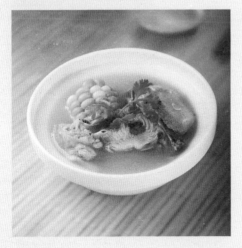

【调理功效】此汤能提供丰富的蛋白质、挥发油、多糖等成分，能改善消化不良、胃溃疡、胃窦炎等症。

【原料】

水发猴头菇50克，玉米段120克，鸡肉块350克，姜片少许，鸡粉2克，盐3克，料酒8毫升

【制作】

1 洗好的猴头菇切成小块。

2 锅中注入清水烧开，倒入洗净的鸡肉块，氽去血水，捞出鸡肉块。

3 砂锅中注入适量清水烧开，放入玉米段、猴头菇块、鸡肉块，放入姜片，淋入料酒，烧开后用小火煮30分钟，至食材熟透，最后放入鸡粉、盐调味即可。

浇汁猴头菇

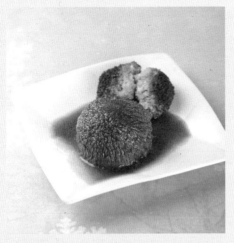

【调理功效】猴头菇能助消化，对胃炎、胃溃疡等消化道疾病具有辅助疗效。

【原料】

水发猴头菇65克，西蓝花适量，盐、白糖各3克，蚝油7克，老抽、鸡汁、料酒、水淀粉、食用油、芝麻油各适量

【制作】

1 洗净的西蓝花切块；沸水锅中放入西蓝花，煮熟捞出，摆盘。

2 沸水锅中放入猴头菇，加鸡汁、料酒，煮10分钟，捞出装盘。

3 起油锅，倒入适量的清水，调入盐、蚝油、老抽、白糖、水淀粉炒匀，淋入芝麻油，拌匀，淋在猴头菇和西蓝花上即可。

银耳

【性味】性平，味甘、淡

【归经】归肺、胃、肾经

营养分析含量表
（每 100 克含量）

热量	837.2千焦
糖类	67.3克
蛋白质	10克
脂肪	1.4克
膳食纤维	30.4克

用量
10 克 / 每天

食 疗 功 效

银耳是一味滋补良药，特点是滋润而不腻滞，具有补脾、开胃、养阴、清热、润燥、养颜等作用。银耳还是富含膳食纤维的减肥食品，它的膳食纤维可助胃肠蠕动，减少脂肪吸收。因富含硒等微量元素，银耳可以增强机体抗肿瘤的免疫力。银耳富含维生素D，能促进人体对钙的吸收，预防骨质疏松。

人 群 宜 忌

银耳比较适合胃炎、大便秘结、肺热咳嗽、虚痨、癌症、体质虚弱、内火旺盛、阴虚火旺者食用，不适合外感风寒、出血症、糖尿病患者食用。

实 用 小 偏 方

①取糯米30克、银耳30克、雪梨50克，炖汤饮用，可润燥止咳。
②银耳与绿豆芽、青椒拌食，可以缓解孕妇呕吐症状。

搭配宜忌

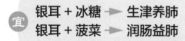

宜　银耳 + 冰糖 ➡ 生津养肺
　　银耳 + 菠菜 ➡ 润肠益肺

忌　银耳 + 猪肝 ➡ 不利于消化

银耳拌芹菜

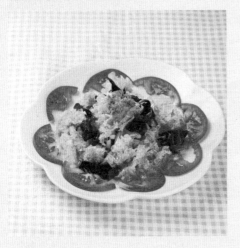

【调理功效】银耳、黑木耳中都含有丰富的膳食纤维，可促进肠管蠕动，加速脂肪分解，有利于轻身减肥。

【原料】

水发银耳180克，水发黑木耳40克，西红柿100克，芹菜段30克，枸杞5克，盐2克，芝麻油、陈醋各2毫升，辣椒油适量

【制作】

1　西红柿洗净，切片，摆盘；将泡好的银耳和黑木耳撕成小块。

2　锅中注入清水烧开，倒入芹菜段、黑木耳，焯水，捞出，备用。

3　沸水锅倒入银耳和枸杞，煮约1分钟，捞出，倒入碗中，放入芹菜段和黑木耳，加入少许盐、辣椒油、芝麻油、陈醋拌匀，倒入盘中即可。

木瓜炖银耳

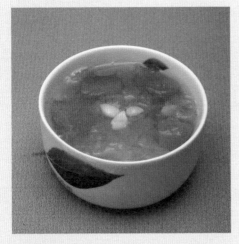

【调理功效】本品具有滋阴、益气、润肠的功效，适合阴虚、气虚型的便秘患者。

【原料】

木瓜1个，瘦肉、银耳、鸡爪各100克，盐3克，白糖2克

【制作】

1　先将木瓜洗净，去皮切块；银耳洗净、泡发；瘦肉洗净、切块；鸡爪洗净沥水。

2　炖盅中放水，将木瓜、银耳、瘦肉、鸡爪一起放入炖盅，先以武火烧沸，转入文火炖制90分钟。

3　炖盅内调入盐、白糖，拌匀即可。

黑木耳

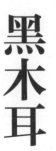

【性味】味甘，性平，有小毒

【归经】归脾、肾经

用量
15克 / 每天

营养分析含量表
（每100克含量）

热量	858.1千焦
糖类	62.6克
蛋白质	12.1克
脂肪	1.5克
膳食纤维	29.9克

食 疗 功 效

黑木耳含有的植物胶质有较强的吸附力，可吸附残留在人体消化系统内的杂质并排出体外，起到清胃涤肠的作用；黑木耳中丰富的膳食纤维能够促进胃肠蠕动、防治便秘，对直肠癌有很好的预防作用；此外，黑木耳还富含铁，可防治缺铁性贫血。

人 群 宜 忌

一般人群均可食用，尤其适合心脑血管疾病、结石症患者食用，特别适合矿厂、冶金、纺织工人食用。患有出血性疾病、腹泻的人应不食或少食。

实 用 小 偏 方

①取黑木耳6克、柿饼30克，同煮烂，当成零食吃，可预防及治疗痔疮出血、便秘。
②黑木耳可作为结石症的辅助治疗食物。对于初发结石者，坚持每天吃1～2次黑木耳，疼痛、呕吐等症状可在2～4天内缓解，配合药物治疗，结石能在10天左右消失。对于较大、较坚固的结石，其效果较差，应遵医嘱进行治疗。

搭配宜忌

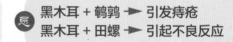

宜 黑木耳 + 红枣 ➜ 治贫血
黑木耳 + 柿子 ➜ 滋阴凉血

忌 黑木耳 + 鹌鹑 ➜ 引发痔疮
黑木耳 + 田螺 ➜ 引起不良反应

小炒黑木耳丝

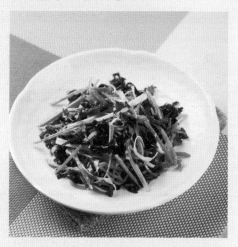

【调理功效】经常食用黑木耳有清胃涤肠的功效。常食胡萝卜还有助于预防肠胃癌。此菜适合贫血的肠胃不适者食用。

【原料】

水发黑木耳50克，胡萝卜90克，葱丝15克，姜丝、蒜末各少许，盐3克，料酒、水淀粉、生抽、食用油各适量

【制作】

1 将胡萝卜、黑木耳均洗净，切丝。

2 锅中注水烧开，放入胡萝卜丝、黑木耳丝，拌匀，煮至断生，捞出。

3 用油起锅，放入姜丝、蒜末，爆香，倒入胡萝卜和黑木耳，淋入料酒，炒出香味，加入少许盐，淋入生抽，炒匀调味，倒入水淀粉勾芡，放入葱丝，炒匀即可。

黑木耳拌豇豆

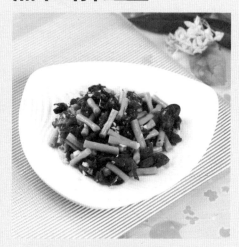

【调理功效】豇豆所含的B族维生素能维持正常的消化腺分泌和胃肠蠕动，可帮助消化，增进食欲。

【原料】

水发黑木耳40克，豇豆100克，蒜末、葱花各少许，盐3克，鸡粉2克，生抽4毫升，陈醋6毫升，芝麻油适量

【制作】

1 洗净的豇豆切小段；洗好的黑木耳切小块。

2 锅中注入清水烧开，倒入豇豆煮约2分钟，放入黑木耳，煮约90秒，捞出食材。

3 将煮好的食材装在碗中，撒上蒜末、葱花，加入少许盐、鸡粉、生抽、陈醋、芝麻油拌匀即成。

绿豆

【性味】性凉，味甘
【归经】归心、胃经

【用量】
50 克 / 每天

营养分析含量表
（每 100 克含量）

热量	1322.8千焦
糖类	62克
蛋白质	21.6克
脂肪	0.8克
膳食纤维	6.4克

食 疗 功 效

绿豆富含膳食纤维，而膳食纤维是很好的大肠清道夫，能刺激肠蠕动、加速粪便排泄、预防便秘，还可以降低肠管内致癌物质的浓度，从而降低结肠癌和直肠癌的发病率；绿豆可以清心安神、治烦渴、润喉止痛，改善失眠多梦及精神恍惚等症，还能有效清除血管壁上堆积的胆固醇和脂肪，预防心血管病变。

人 群 宜 忌

绿豆有清热解毒、防暑降压的功效，适合有疮疖痛肿、丹毒等热毒所致的皮肤感染者食用。但是绿豆性寒凉，不适合脾胃虚寒、肾气不足、易泻者食用。

实 用 小 偏 方

①将适量绿豆淘净，大火煮沸后续煮10分钟，取汤放凉后饮用，有解毒清热的功效。
②绿豆1500克，淘净，用水2500毫升，煮烂细研，滤渣取汁，早晚饭前各服一小杯，可消渴、治便频繁。

搭配宜忌

宜
绿豆 + 燕麦 ➡ 抑制血糖上升
绿豆 + 蒲公英 ➡ 清热解毒

忌
绿豆 + 橄榄 ➡ 引起身体不适
绿豆 + 榛子 ➡ 导致腹泻

马蹄绿豆汤

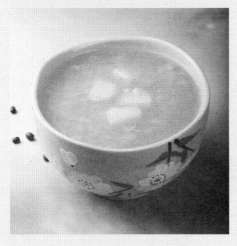

【调理功效】绿豆能够清肠胃之热。马蹄有解毒、利尿等作用。

【原料】

马蹄100克，去皮绿豆120克，冰糖30克

【制作】

1 洗净去皮的马蹄切成小块，备用。

2 砂锅中注入适量清水烧开，倒入绿豆，搅拌均匀。

3 盖上盖，烧开后用小火煮30分钟。

4 揭盖，加入切好的马蹄。

5 盖上盖，续煮15分钟，至食材熟透，揭开盖，倒入冰糖拌匀即可。

冬瓜海带绿豆汤

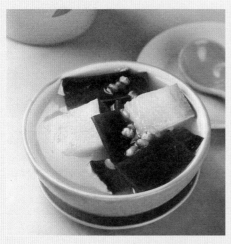

【调理功效】冬瓜有清热解毒、畅通肠胃的作用。绿豆可增强免疫力、预防便秘。

【原料】

冬瓜块80克，海带50克，水发绿豆20克，高汤适量，白糖适量

【制作】

1 锅中注入高汤烧开，放入洗净切好的冬瓜。

2 倒入洗好切片的海带和洗净的绿豆，搅拌均匀。

3 盖上锅盖，用中火煲煮约1小时。

4 揭开锅盖，加入白糖，搅拌煮至白糖溶化。

5 关火后盛出煮好的汤料，装入碗中即可。

黄豆

【性味】性平，味甘
【归经】归脾、大肠经

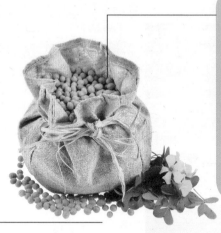

用量
30 克 / 每天

营养分析含量表
（每 100 克含量）

热量	1502.8千焦
糖类	34.2克
蛋白质	35克
脂肪	16克
膳食纤维	15.5克

食 疗 功 效

黄豆中含有的可溶性纤维，可以刺激肠胃蠕动，预防便秘，同时加快粪便在肠内的运转速度，使致癌物与结肠黏膜的接触时间减少，从而达到预防结肠癌的作用；另外，黄豆还能促使胆固醇尽快排出，对高脂血症并发肠胃病也有一定的缓解作用。

人 群 宜 忌

一般人均可食用。黄豆是更年期妇女、糖尿病及心血管病患者的理想食品，也很适合脑力工作者食用。但患有严重肝病、肾病、痛风、消化性溃疡者禁食。

实 用 小 偏 方

①炒黄豆60克、煅皂矾30克，共研为细末，以大枣煎汤制成丸剂，每次服10克，分2次服。本方能益脾补血、补充铁质。
②用黄豆30～60克，加水煎汤服，可以起到健脾除湿的作用，适合湿热痹痛、筋脉拘挛者常服。

搭配宜忌

宜 | 黄豆 + 茄子 ➡ 润燥消肿
黄豆 + 花生 ➡ 丰胸补乳

忌 | 黄豆 + 核桃 ➡ 导致腹胀
黄豆 + 菠菜 ➡ 不利营养的吸收

黄豆焖茄丁

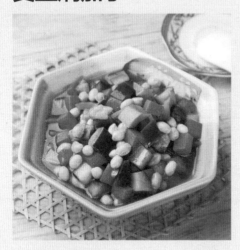

【调理功效】大病初愈的人常出现肠胃功能不好、食欲不佳等症状，食用此菜可以补脾胃、助消化。

【原料】

茄子70克，水发黄豆100克，胡萝卜30克，圆椒15克，盐2克，料酒4毫升，胡椒粉3克，芝麻油3毫升，食用油适量

【制作】

1　洗好去皮的胡萝卜切成丁；洗净的圆椒切成丁；洗好的茄子切成丁。

2　起油锅，倒入切好的胡萝卜、茄子，炒匀，注入清水，倒入黄豆，加入少许盐、料酒，烧开后煮约15分钟，倒入圆椒，拌匀，用中火焖约5分钟至食材熟透，加入胡椒粉、芝麻油，转大火收汁即可。

芹菜炒黄豆

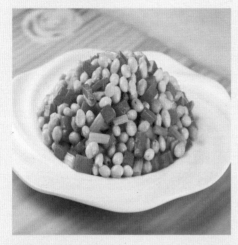

【调理功效】黄豆含有丰富的蛋白质、卵磷脂、谷氨酸、铁、镁、锌等，有健脾益气的作用。

【原料】

熟黄豆220克，芹菜梗80克，胡萝卜30克，盐3克，食用油适量

【制作】

1　将洗净的芹菜梗切成小段。

2　洗净去皮的胡萝卜切条形，再切成丁；锅中注入清水烧开，加入少许盐，倒入胡萝卜，煮约1分钟，至其断生后捞出，沥干水分。

4　用油起锅，倒入芹菜梗段，翻炒匀，再倒入胡萝卜丁，放入熟黄豆，快速翻炒一会儿。

5　加入盐，炒匀调味，盛出装盘即可。

豌豆

【性味】性温，味甘

【归经】归脾、胃、大肠经

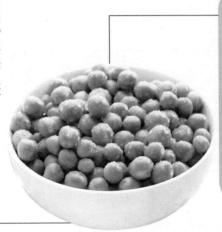

营养分析含量表
（每100克含量）

热量	439.5千焦
糖类	21.2克
蛋白质	7.4克
脂肪	0.3克
膳食纤维	3克

用量
50克/每天

食 疗 功 效

豌豆含有蛋白质、脂肪、糖类、钙、铁、镁、磷、钾及多种维生素等营养元素，可以促进体内糖类和脂肪的代谢，有助于改善肌肤状况；豌豆中富含粗纤维，能促进大肠蠕动，保持大便畅通，起到清肠排毒的作用。

人 群 宜 忌

一般人群均可食用。易胀气、尿路结石、皮肤病和慢性胰腺炎患者不宜食用。此外，糖尿病及消化不良者也要慎食。

实 用 小 偏 方

①将豌豆苗洗净捣烂，榨取汁液，每次饮50毫升左右，一日2次，可辅助治疗高血压、冠心病。

②将260克豌豆洗净、泡透、加适量清水煮至豌豆熟烂，放入50克红糖续熬至汁黏稠，撒上适量糖桂花、糖玫瑰和匀，当点心食用，能够改善胃寒疼痛、消化不良等症。

搭配宜忌

宜
豌豆 + 虾仁 ➡ 提高营养价值
豌豆 + 蘑菇 ➡ 增进食欲

忌
豌豆 + 鸭肉 ➡ 引发便秘
豌豆 + 菠菜 ➡ 影响钙的吸收

香菇豌豆炒笋丁

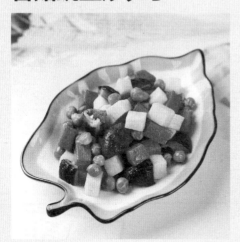

【调理功效】常食豌豆有助于促进肠管蠕动、清洁大肠。竹笋可健胃、排毒。

【原料】

水发香菇65克，竹笋85克，胡萝卜70克，彩椒15克，豌豆50克，盐、鸡粉各2克，料酒、食用油各适量

【制作】

1 将洗净的竹笋、胡萝卜切丁；洗净的彩椒、香菇切成小块。

2 锅中注入清水烧开，放入竹笋丁、香菇块、豌豆，淋入料酒，拌匀，倒入胡萝卜丁、彩椒丁，煮熟后捞出。

3 用油起锅，倒入煮好的食材，炒匀，加入少许盐、鸡粉，炒匀，关火后盛出炒好的食材即可。

豌豆炒口蘑

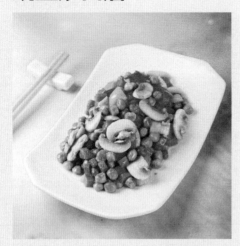

【调理功效】豌豆含蛋白质、纤维素、胡萝卜素等成分，能增强免疫力、通便。此菜对于促进肠胃功能十分有益。

【原料】

口蘑、胡萝卜各65克，豌豆120克，彩椒25克，盐、鸡粉、水淀粉、食用油各适量

【制作】

1 胡萝卜去皮切小丁块；口蘑洗净切片；彩椒切成小丁块。

2 锅中注水烧开，倒入口蘑片、豌豆、胡萝卜丁、彩椒丁，焯水后捞出，沥干待用。

3 用油起锅，倒入煮好的材料，炒匀，加入盐、鸡粉，淋入水淀粉，翻炒匀。

4 关火后盛出炒好的菜肴即可。

牛肚

【性味】性平，味甘

【归经】归脾、胃经

用量
50 克／每天

营养分析含量表
（每 100 克含量）

热量	301.4千焦
糖类	0克
蛋白质	14.5克
脂肪	1.6克
膳食纤维	0克

食 疗 功 效

牛肚中含大量硒，可保护胃黏膜，并促进黏膜的修复和溃疡的愈合，常食可防治胃炎、胃溃疡。牛肚含有蛋白质、脂肪、钙、磷、铁和多种维生素等，具有补虚、益脾胃、补气养血的作用，尤其适合脾胃虚弱、食欲不振、病后虚羸、气血不足、营养不良的人食用。

人 群 宜 忌

一般人都可食用，尤其适合病后虚弱、气血不足、营养不良、脾胃薄弱之人。

实 用 小 偏 方

①将牛肚洗净、切片，与薏米同煮粥服食，有健脾除湿的功效。

②将300克牛肚洗净，3克砂仁、5克陈皮研末，适量生姜切碎，加水同炖至牛肚熟烂后，取出牛肚切片，放回原汤中，调入盐、味精，煮开后，即可服食，分3次饮服，每日一剂。本方有健脾理气、降气除瘛的功效。

搭配宜忌

宜
牛肚 + 白菜 → 增强体质
牛肚 + 香菜 → 开胃消食

忌
牛肚 + 赤豆 → 影响营养吸收
牛肚 + 芦荟 → 影响营养吸收

麻酱拌牛肚

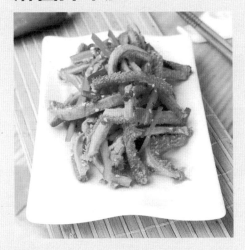

【调理功效】此菜适合脾胃虚弱、食欲不振的人群食用。

【原料】

熟牛肚300克，红椒、青椒各10克，白芝麻15克，蒜末、姜末、葱花各少许，盐、白糖各3克，芝麻酱、辣椒油各少许

【制作】

1　洗净的红椒、青椒均去籽，切丝；熟牛肚切成丝。

2　取一小碗，放入蒜末、姜末、葱花，调入盐、白糖、辣椒油、芝麻酱，拌匀，调成味汁。

3　熟牛肚装碗，放入青椒丝、红椒丝，拌匀，倒入味汁，撒上白芝麻，拌匀入味即可。

莲子芡实牛肚汤

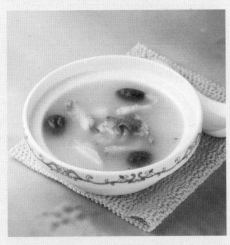

【调理功效】牛肚含有蛋白质和多种维生素，有补益脾胃的作用。牛肚与芡实、红枣等搭配，能健脾胃、助消化。

【原料】

牛肚250克，水发莲子70克，红枣20克，芡实30克，姜片25克，盐2克，料酒10毫升

【制作】

1　处理干净的牛肚切成小块。

2　锅中注水烧开，倒入切好的牛肚，搅散，煮至变色，将煮好的牛肚捞出，沥干水。

3　锅中注入适量清水烧开，撒入姜片，放入备好的莲子、红枣、芡实，倒入煮好的牛肚，淋入料酒，炖90分钟，放入盐调味即可。

牛肉

【性味】性平，味甘

【归经】归脾、胃经

用量
50~80 克 /
每天

营养分析含量表
（每 100 克含量）

热量	443.7千焦
糖类	1.2克
蛋白质	20.2克
脂肪	2.3克
膳食纤维	0克

食 疗 功 效

牛肉含有丰富的蛋白质，其氨基酸组成比猪肉更接近人体需求，能提高机体抗病能力。寒冬食用牛肉可以祛寒、暖脾胃，对辅助治疗脾胃虚寒所致的反胃、身体瘦弱、畏寒等症有显著的疗效。常食牛肉还可保护胃壁、预防胃酸过多而损害胃黏膜。

人 群 宜 忌

一般人皆可食用，特别适合术后调养、病后调养、筋骨酸软、贫血久病之人食用。高胆固醇、高脂肪、老年人、儿童、消化能力弱的人不宜多吃。

实 用 小 偏 方

①取牛肉100克洗净切块，西红柿450克洗净切薄片，加适量食用油、盐、白糖同煮食用，可辅助治疗肝炎。
②手术后多饮用牛肉汤，能促进伤口愈合。

搭配宜忌

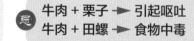

宜　牛肉 + 芹菜 → 补益脾胃
　　牛肉 + 土豆 → 保护胃黏膜

忌　牛肉 + 栗子 → 引起呕吐
　　牛肉 + 田螺 → 食物中毒

西蓝花炒牛肉

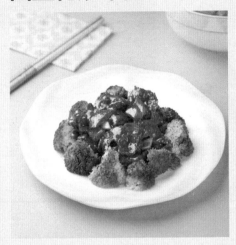

【调理功效】牛肉富含蛋白质，有暖胃作用，为寒冬补益佳品。本品能增强胃肠的消化功能。

【原料】

西蓝花300克，牛肉200克，彩椒片40克，姜片少许，盐4克，生抽、料酒各10毫升，蚝油10克，水淀粉、食用油各适量

【制作】

1 西蓝花洗净切块；洗净的牛肉切片，放入适量生抽、盐、水淀粉、食用油腌渍10分钟。

2 沸水锅中加盐、食用油，下西蓝花，焯水捞出，摆盘。

3 用油起锅，爆香姜片、彩椒片，放入牛肉、料酒，炒匀，加入生抽、蚝油、盐、水淀粉，炒匀后倒西蓝花中间即可。

小白菜拌牛肉末

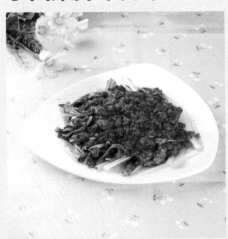

【调理功效】小白菜有促进肠管蠕动、帮助消化、预防大便干燥的功效。适量食用牛肉能滋养脾胃、补中益气。

【原料】

牛肉100克，小白菜160克，高汤100毫升，盐2克，白糖3克，番茄酱15克，料酒、水淀粉、食用油各适量

【制作】

1 小白菜洗净切段；牛肉洗净切碎，剁成肉末。

2 锅中注水烧开，放入小白菜，煮至其熟透，捞出，摆盘。

3 用油起锅，倒入牛肉末，炒匀，淋入料酒，炒香，倒入高汤，加入番茄酱、盐、白糖，拌匀，倒入水淀粉拌匀，盛在装好盘的小白菜上即可。

羊肉

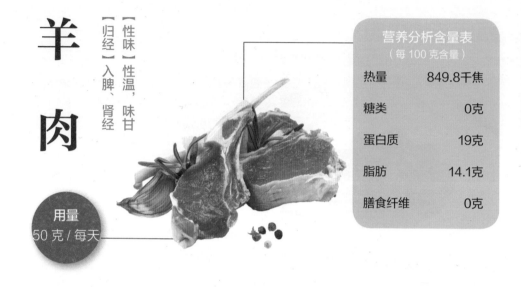

【性味】性温，味甘

【归经】入脾、肾经

营养分析含量表

（每 100 克含量）

热量	849.8千焦
糖类	0克
蛋白质	19克
脂肪	14.1克
膳食纤维	0克

用量
50 克 / 每天

食 疗 功 效

羊肉性温热，属阳，而胃性寒，属阴，羊肉入胃后，可以调整胃里面的阴阳平衡，从而起到调和胃气、暖胃养胃的作用；羊肉营养丰富，对肺结核、气管炎、哮喘、贫血、产后气血两虚、腹部冷痛、体虚畏寒、营养不良、腰膝酸软、阳痿早泄等症均有很大裨益。

人 群 宜 忌

一般人群均可食用，尤其适合体虚胃寒者。但有发热、口舌生疮、咳吐黄痰等上火症状者不宜食用，肝病、高血压、急性肠炎或其他感染性疾病患者也不宜食用。

实 用 小 偏 方

①羊肉与山药加豆浆一起熬汤，可以补气养血，特别适合气血虚弱的人。
②羊肉熬粥，适合气血亏虚型痛经患者食用。
③羊肉和枸杞一起熬的汤，对肾阳不足所致的腰膝酸软、筋骨无力等症患者有一定的食疗作用。

搭配宜忌

宜
羊肉＋海参 ➡ 强身健体
羊肉＋鸡肉 ➡ 延缓衰老

忌
羊肉＋南瓜 ➡ 易导致胸闷腹胀
羊肉＋竹笋 ➡ 易对身体不利

松仁炒羊肉

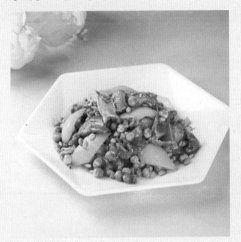

【调理功效】此菜含有蛋白质、维生素A、钙、铁、磷等营养成分，具有滋养肠胃的功效。

【原料】

羊肉400克，彩椒块60克，豌豆80克，松仁50克，胡萝卜片、姜片各适量，盐3克，生抽、料酒、水淀粉、食用油各适量

【制作】

1 洗好的羊肉切片，加入少许盐、生抽、水淀粉腌渍。

2 沸水锅中加入豌豆、彩椒块、胡萝卜片煮至断生后捞出；起油锅，炸香松仁，捞出；下羊肉滑油后捞出。

3 锅底留油，爆香姜片，倒入煮好的食材、羊肉、松仁、料酒，炒匀，加入盐，倒入水淀粉，炒至入味即可。

白萝卜炖羊排

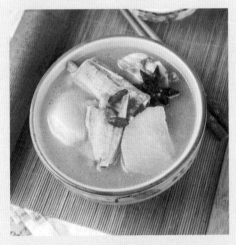

【调理功效】羊肉可暖胃养胃。白萝卜具有促进消化、加快胃肠蠕动等作用。

【原料】

羊排段350克，白萝卜180克，姜片、八角、香菜末各少许，盐3克，胡椒粉2克，料酒6毫升，食用油适量

【制作】

1 将洗净去皮的白萝卜切滚刀块。

2 锅中注水烧开，放入洗净的羊排段，焯水捞出。

3 起油锅，爆香姜片、八角，倒入羊排段炒匀，注入清水，加白萝卜块，煮50分钟，加入少许料酒、盐，撒上胡椒粉，搅匀盛出，点缀上香菜末即可。

猪肉

【性味】性温，味甘、咸

【归经】归脾、胃、肾经

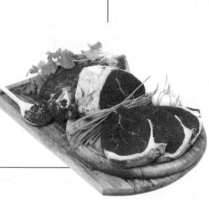

营养分析含量表	
（每100克含量）	
热量	598.6千焦
糖类	1.5克
蛋白质	20.3克
脂肪	6.2克
膳食纤维	0克

用量
80克/每天

食 疗 功 效

猪肉主要含蛋白质、脂肪、维生素B$_1$、维生素B$_2$、磷、钙等营养素，具有滋阴润燥的功效，对于咽喉干痛、肠管枯燥、大便秘结等病症有良好的食用疗效；猪肉含有血红素（有机铁）和促进铁吸收的半胱氨酸，能改善缺铁性贫血引起的不适。

人 群 宜 忌

猪肉性温，味甘，咸，不适合体胖、多痰、舌苔厚腻以及湿热偏重者食用。

实 用 小 偏 方

①猪肉切块与百合同煮，加适量盐调味后食用，可清心安神、益气调中，对防治冠心病、心绞痛有效。

②猪瘦肉、鱼肚、冰糖各适量，隔水炖熟，一次吃完，可辅助治疗胃痛。

搭配宜忌

宜　猪肉 + 红薯 ➡ 降低胆固醇
　　猪肉 + 白菜 ➡ 开胃消食

忌　猪肉 + 田螺 ➡ 容易伤肠胃

榨菜肉末蒸豆腐

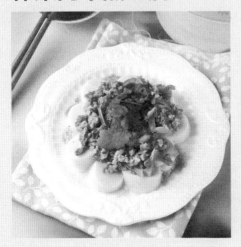

【调理功效】日本豆腐有养护肠胃的作用。瘦肉富含多种氨基酸、矿物质，有润肠胃、解热毒的作用。

【原料】

日本豆腐180克，肉末70克，榨菜30克，虾皮20克，姜末5克，香菜适量，盐、鸡粉各2克，芝麻油、胡椒粉各适量

【制作】

1 日本豆腐去除包装后切成片状，围着盘子摆成一圈。

2 肉末倒入碗中，放入榨菜、虾皮、胡椒粉、鸡粉，放入芝麻油、姜末、盐，拌匀，倒在日本豆腐上。

3 备好电蒸锅烧开，放入日本豆腐，蒸10分钟至熟，取出，再撒上备好的香菜即可。

蒸糯米肉丸

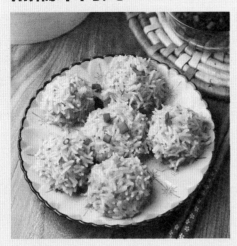

【调理功效】本品有健脾养胃、补血补虚的功效。

【原料】

水发糯米100克，肉末150克，蛋清20克，姜末、蒜末各10克，生抽、料酒各5毫升，盐2克，干淀粉8克，胡椒粉适量

【制作】

1 备好一个大碗，倒入肉末、蒜末、姜末，加入料酒、胡椒粉、生抽、盐、蛋清，搅拌匀，倒入干淀粉，搅拌片刻至起浆。

2 将肉末制成肉丸，再均匀地裹上糯米，依次制成糯米肉丸，放入蒸锅中，蒸35分钟至熟即可取出。

鸡肉

【性味】性微温，味甘

【归经】入脾、胃经

用量
100克/每天

营养分析含量表
（每100克含量）

热量	699.1千焦
糖类	1.3克
蛋白质	19.3克
脂肪	9.4克
膳食纤维	0克

食 疗 功 效

中医认为，鸡肉性温、味甘，入脾、胃经，可缓解脾胃气虚、胃脘隐痛等症；鸡肉补中益气，适合中气虚弱所致的消渴、大便不畅等患者食用；鸡肉含有的多种维生素、钙、磷、锌、铁、镁等成分，也是人体生长发育所必需的，对儿童的成长有重要意义。

人 群 宜 忌

一般人群均可食用，老人、病人、体弱者更宜食用。感冒发热、内火偏旺、痰湿偏重、肥胖症者忌食；感冒伴有头痛、乏力、发热者忌食鸡肉、鸡汤。

实 用 小 偏 方

①用乌鸡肝10克，切成粒，以豆豉和大米煮鸡肝成粥吃下，可治遗尿。

②鸡1只，水发冬菇20克，加入姜汁、盐等，隔水蒸熟食用，有防癌、防治心血管疾病等功效。健康人常食之，能使皮肤光泽、面色红润。

搭配宜忌

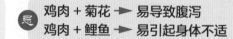

宜	忌
鸡肉 + 冬瓜 ► 排毒养颜	鸡肉 + 菊花 ► 易导致腹泻
鸡肉 + 人参 ► 生津止渴	鸡肉 + 鲤鱼 ► 易引起身体不适

滑子菇乌鸡汤

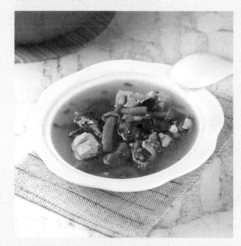

【调理功效】 滑子菇所含的粗纤维有促进肠胃蠕动的功能，可防止便秘。乌鸡有补血益气、养胃的作用。

【原料】

乌鸡400克，滑子菇100克，姜片、葱花各少许，料酒8毫升，盐2克

【制作】

1　乌鸡洗净，斩块。

2　锅中注水烧开，倒入乌鸡块，搅散，淋入适量料酒，煮至沸，焯去血水，捞出，沥干水。

3　砂锅中注水烧开，倒入乌鸡块、姜片，加入洗净的滑子菇，淋入适量料酒，盖上盖，烧开后用小火煮40分钟，至食材熟透，揭开盖，放入盐拌匀调味，撒上葱花即可。

红枣山药乌鸡汤

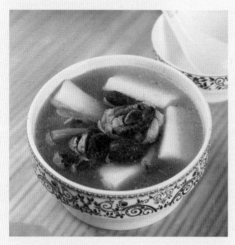

【调理功效】 此汤有促进肠胃系统蠕动、增强肠胃的整体消化、调养肠胃的功效。

【原料】

乌鸡块350克，山药160克，红枣15克，姜片、葱段各少许，盐2克，胡椒粉1克，料酒少许

【制作】

1　洗净去皮的山药切滚刀块。

2　锅中注水烧开，倒入洗净的乌鸡块，拌匀，焯去血水，捞出。

3　砂锅中注水烧热，放入红枣、姜片、葱段，煮至沸，倒入乌鸡块，淋入料酒，用小火煮约1小时。

4　倒入山药，续煮约20分钟，加入少许盐、胡椒粉，拌匀，煮约5分钟即成。

鸭肉

【性味】 性凉，味甘、咸

【归经】 归脾、胃、肺、肾经

营养分析含量表
（每 100 克含量）

热量	1004.6千焦
糖类	0.2克
蛋白质	19.7克
脂肪	15.5克
膳食纤维	0克

用量
80 克 / 每天

食 疗 功 效

鸭肉具有养胃生津、清热健脾的功效，可治疗食欲不振、大便干燥等症；鸭肉中的蛋白质含量丰富，且易于被人体消化吸收，可有效改善营养不良、脾胃虚弱等症。此外，鸭肉对发热、口干和大便干燥的人也有很好的食疗效果。

人 群 宜 忌

鸭肉适合体质虚弱、食欲不振、便秘、水肿、上火的人群食用。鸭肉性寒、味甘，不适合胃部冷痛、腹泻、感冒、腰痛、寒性痛经等患者经常食用。

实 用 小 偏 方

①鸭肉和大米熬成粥，可以养阴补益、消水肿。

②鸭肉和猪脚同煮汤，有养阴滋补的作用，适合四肢无力的人群和产后无乳或乳少的产妇饮用。

③老鸭去毛及内脏，洗净，腹部填入大蒜，不加盐，可加少量糖，煮至烂熟，喝汤、吃鸭和蒜，对于治疗肾炎引起的水肿有辅助作用。

搭配宜忌

宜
鸭肉 + 芥菜 ➤ 滋阴润燥
鸭肉 + 山药 ➤ 滋阴润燥

忌
鸭肉 + 板栗 ➤ 易导致中毒
鸭肉 + 桑葚 ➤ 易导致胃痛

滑炒鸭丝

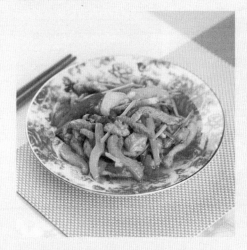

【调理功效】鸭肉有养胃生津的功效。彩椒有促进食欲、增强免疫力等功效。

【原料】

鸭肉160克，彩椒60克，香菜梗、姜末、葱段各少许，盐、生抽、料酒、水淀粉、食用油各适量

【制作】

1　将洗净的彩椒切成条；洗好的香菜梗切段；洗净的鸭肉切成丝。

2　将鸭肉丝装入碗中，倒入生抽、料酒、盐、食用油，腌渍至入味。

3　用油起锅，下入姜末、葱段，爆香，放入鸭肉丝、料酒、生抽、彩椒条炒匀，放少许盐，炒匀，倒入水淀粉勾芡，放入香菜段炒匀即可。

冬瓜薏米煲水鸭

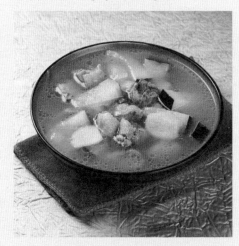

【调理功效】冬瓜性微寒、味甘淡，对结肠炎有一定的食疗作用。本品不仅开胃，还能改善脾胃虚弱的症状。

【原料】

鸭肉400克，冬瓜200克，水发薏米、姜片各少许，盐、鸡粉各2克，料酒8毫升，胡椒粉少许

【制作】

1　将洗净的冬瓜切成小块；鸭肉斩成小块，入沸水锅，焯水，捞出。

2　砂锅中注水烧开，放入姜片，倒入洗好的薏米、鸭肉，加料酒，搅匀，烧开后用小火炖20分钟，至薏米熟软；放入冬瓜，搅匀，用小火炖15分钟至食材熟烂，调入盐、鸡粉、胡椒粉，盛出即可。

海带

【性味】性寒，味咸
【归经】归肝、胃、肾经

营养分析含量表
（每100克含量）

热量	50.2千焦
糖类	2.1克
蛋白质	1.2克
脂肪	0.1克
膳食纤维	0.5克

用量
20克/每天

食 疗 功 效

海带中的膳食纤维都是可溶性纤维，比一般纤维更容易消化吸收，能够帮助身体顺利排便、预防便秘。海带中的海藻酸钠能够杀灭或抑制肠管内的致癌菌群，并把残留在肠管内的致癌物质排出体外，起到预防肠癌的作用。

人 群 宜 忌

海带尤其适合便秘、甲状腺肿大、高血压、冠心病、糖尿病、骨质疏松、动脉粥样硬化患者食用。海带性寒，脾胃虚寒、肠胃炎患者及孕妇慎食。

实 用 小 偏 方

①在炎炎夏日，喝绿豆汤可以有很好的消暑效果，如果在煲绿豆前加入适量海带，二者搭配食用，对高血压、高脂血症等疾病有较好的食疗作用。

②海带30克，烤焦后研末，加冰片5克，用芝麻油调匀，敷于患处，可治口腔溃疡。

搭配宜忌

宜
海带 + 豆腐 ➔ 补碘
海带 + 排骨 ➔ 治皮肤瘙痒

忌
海带 + 白酒 ➔ 消化不良
海带 + 咖啡 ➔ 影响铁的吸收

海带拌彩椒

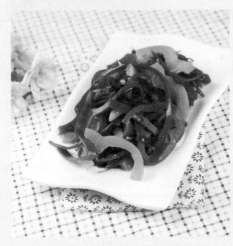

【调理功效】海带富含不饱和脂肪酸和食物纤维，不但能清除附着在血管壁上的胆固醇，还能调顺肠胃。

【原料】

海带150克，彩椒100克，蒜末、葱花各少许，盐3克，鸡粉2克，生抽、陈醋、芝麻油、食用油各适量

【制作】

1　洗净的海带切丝；洗好的彩椒去籽，切丝。

2　锅中注水烧开，加少许盐、食用油，倒入彩椒丝、海带丝，拌匀，煮约1分钟至食材熟透，捞出食材。

3　将彩椒和海带放入碗中，倒入蒜末、葱花，加入生抽、盐、鸡粉、陈醋、芝麻油，拌匀即成。

芸豆海带炖排骨

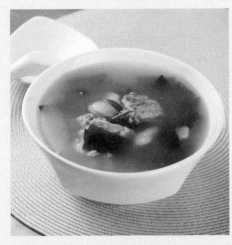

【调理功效】此汤含有丰富的蛋白质、脂肪、糖类、维生素C等成分，对改善虚寒呃逆、胃寒等症有一定的作用。

【原料】

排骨段400克，芸豆100克，海带80克，枸杞、姜片各少许，盐3克，料酒5毫升，鸡粉适量

【制作】

1　将洗净的海带切小块；锅中注水烧开，倒入排骨段，焯水，捞出。

2　砂锅中注入清水烧开，倒入排骨段，撒上姜片，放入芸豆、海带、料酒，煮沸后用小火炖约40分钟，至排骨熟软。

3　撒上洗净的枸杞，拌匀，用小火炖5分钟，加入鸡粉、盐，拌匀，煮至入味即成。

虾

【性味】性温，味甘、咸

【归经】归脾、肾经

用量
100 克 / 每天

营养分析含量表
（每 100 克含量）

热量	364.2千焦
糖类	0克
蛋白质	16.4克
脂肪	2.4克
膳食纤维	0克

食 疗 功 效

虾含有蛋白质、磷、镁、钠、钙、硒、维生素A、维生素B_3等营养素，其中硒含量丰富，能促进黏膜的修复和溃疡的愈合，预防胃炎、胃溃疡等消化系统病变。虾肉含有一种特别的物质——虾青素，有助于消除因时差产生的"时差症"。

人 群 宜 忌

虾仁有补肾壮阳的功效，适合中老年人、孕妇、心血管病患者以及脾胃虚弱、肾虚阳痿者食用。不适合高脂血症、动脉硬化等患者食用。

实 用 小 偏 方

将虾洗净取虾仁，倒入热油锅煸炒，加入醋、黄酒、酱油、姜丝稍炒，备用；韭菜煸炒至八分熟，烩入虾仁，炒匀即成。经常食用本品，可补虚助阳，适于阳痿、不孕、不育症的辅助治疗。

搭配宜忌

宜
虾 + 燕麦 ➡ 护心解毒
虾 + 丝瓜 ➡ 润肺补肾美肤

忌
虾 + 西瓜 ➡ 易致腹痛
虾 + 南瓜 ➡ 引发痢疾

玉子虾仁

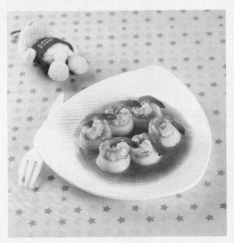

【调理功效】此菜不仅开胃，还可提高人体免疫力、帮助肠胃消化，适合肠胃不适者食用。

【原料】

日本豆腐110克，虾仁60克，豌豆10克，盐3克，生粉15克，老抽2毫升，生抽4毫升，水淀粉、食用油各适量

【制作】

1 日本豆腐切成棋子状的小块；洗净的虾仁加少许盐、水淀粉，拌匀。

2 日本豆腐上撒上生粉，放上虾仁、豌豆，再撒上盐，制成玉子虾仁。

3 蒸锅上火烧开，放入玉子虾仁，蒸熟取出；另起油锅烧热，注入清水，淋入生抽、老抽、盐、水淀粉拌匀成味汁，浇在玉子虾仁上即成。

虾仁四季豆

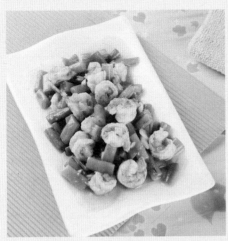

【调理功效】四季豆含有丰富的膳食纤维，可加快食物通过肠管的时间，帮助肠管消化食物。

【原料】

四季豆200克，虾仁70克，姜片、葱白各少许，盐4克，料酒、水淀粉各适量，食用油适量

【制作】

1 洗净的四季豆切段；洗好的虾仁去虾线，将虾仁装入碗中，加入少许盐、水淀粉、食用油，抓匀，腌渍10分钟至入味。

2 锅中注水烧开，加入食用油、盐，倒入四季豆，煮2分钟，捞出。

3 用油起锅，爆香姜片、葱白，倒入虾仁、四季豆，淋入料酒，炒匀，加入少许盐、水淀粉炒匀盛出即成。

三文鱼

【性味】性平，味甘

【归经】归脾、胃经

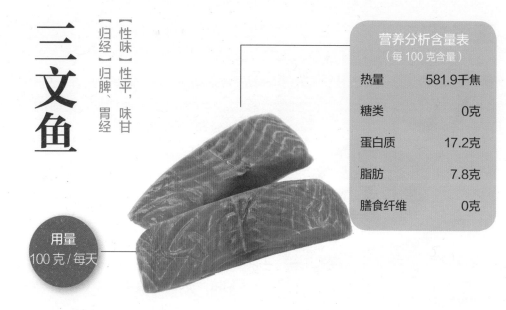

用量
100克 / 每天

营养分析含量表
（每 100 克含量）

热量	581.9千焦
糖类	0克
蛋白质	17.2克
脂肪	7.8克
膳食纤维	0克

食 疗 功 效

三文鱼中含有丰富的不饱和脂肪酸，可抑制癌细胞扩散，长期食用可预防肠炎、肠癌等肠管疾病。三文鱼中硒含量很丰富，可以促进黏膜的修复和溃疡的愈合，预防胃炎、胃溃疡等消化系统病变。

人 群 宜 忌

一般人群均可食用。过敏体质、痛风、高血压、肝硬化患者要慎食。

实 用 小 偏 方

①三文鱼与香菇、洋葱蒸食，可以利尿消石。

②三文鱼与柠檬、豆腐煮汤食用，可以消炎、润肺。

③将净三文鱼肉200克与猪肥肉25克一同剁成肉泥，装入碗中，加少许鸡汤、葱末、姜末、蛋清、盐、味精、料酒搅匀，做成椭圆形小饼。在炒锅内放油烧至五成热时，将三文鱼饼炸至银白色时捞出，食用后能有效地预防糖尿病等慢性疾病的发生和发展。

搭配宜忌

宜
三文鱼 + 西红柿 ➤ 抗衰老
三文鱼 + 芥末 ➤ 除腥补充营养

香煎三文鱼

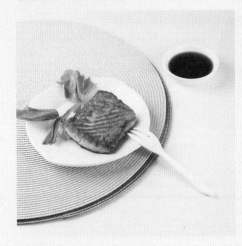

【调理功效】这道香煎三文鱼有补虚劳、健脾胃、暖胃和中的作用。

【原料】

三文鱼180克，葱条、姜丝各少许，盐2克，生抽4毫升，鸡粉、白糖各少许，料酒、食用油各适量

【制作】

1 将洗净的三文鱼装入碗中，加入生抽、盐、鸡粉、白糖。

2 放入姜丝、葱条，倒入料酒，抓匀，腌渍15分钟至入味。

3 炒锅中注入食用油烧热，放入三文鱼，煎约1分钟至散出香味。

4 把煎好的三文鱼盛出，装入盘中即成。

三文鱼炒时蔬

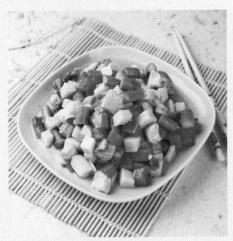

【调理功效】常食三文鱼有助于预防肠炎等病。

【原料】

三文鱼180克，芦笋丁95克，胡萝卜丁75克，杏鲍菇丁40克，盐3克，奶酪35克，胡椒粉、食用油各适量

【制作】

1 将奶酪切小块，备用；将三文鱼洗净，切小块，装入碗中，加入少许盐、胡椒粉，腌渍10分钟。

2 锅中注水烧开，放入杏鲍菇丁、胡萝卜丁、芦笋丁，略煮，捞出食材。

3 用油起锅，倒入三文鱼块、奶酪块，倒入煮好的食材，翻炒均匀，至奶酪化开，加入盐、胡椒粉炒匀调味。

鲤鱼

【性味】性平，味甘

【归经】归脾、肾、肺经

用量
100克/每天

营养分析含量表
（每100克含量）

热量	456.3千焦
糖类	0.5克
蛋白质	17.6克
脂肪	4.1克
膳食纤维	0克

食 疗 功 效

鲤鱼有健脾开胃、温中理气的功效，对于食欲不好、脾胃功能不佳者有很好的食疗作用。鲤鱼中硒元素含量丰富，可有效保护胃肠黏膜、预防消化系统病变；其中蛋白质含量丰富，能有效增强胃壁的弹性和张力，还能帮助修复受损的胃黏膜组织。

人 群 宜 忌

一般人均可食用，尤其适合食欲低下、工作劳累、胎动不安者，以及心脏性水肿、营养不良性水肿患者。红斑狼疮、荨麻疹、支气管哮喘等病患者不宜食用。

实 用 小 偏 方

①鲤鱼加少许川贝末，煮汤服用，可辅助治疗咳嗽气喘。

②大鲤鱼1条去鳞，泥裹烤熟，去鱼刺，研末，同糯米煮粥，空腹吃，每日1次，可治咳嗽气喘。

③鲜鲤鱼与大米煮粥同食，可治妊娠水肿和产后乳汁缺少。

搭配宜忌

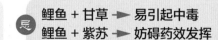

宜　鲤鱼 + 米醋 ➤ 除湿
　　鲤鱼 + 香菇 ➤ 营养丰富

忌　鲤鱼 + 甘草 ➤ 易引起中毒
　　鲤鱼 + 紫苏 ➤ 妨碍药效发挥

清蒸鲤鱼

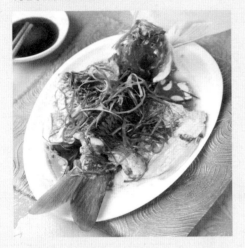

【调理功效】本品具有补脾健胃、润肠消食等功效。

【原料】

鲤鱼500克，姜片、葱丝各10克，盐3克，胡椒粉1克，蒸鱼豉油8毫升，食用油适量

【制作】

1 处理干净的鲤鱼沿腹中线对半切开，撒上盐、胡椒粉腌渍片刻；将鱼头竖立在盘子一端，摆好鱼身和鱼尾，均匀地放上姜片。

2 锅中水烧开，放入鲤鱼蒸10分钟，取出，挑出姜片，倒掉汤水，放上葱丝；锅置火上，倒入食用油烧热，浇在鲤鱼上，淋上蒸鱼豉油即可。

糖醋鲤鱼

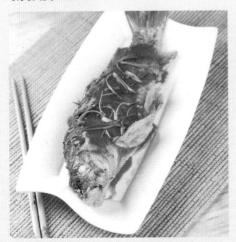

【调理功效】鲤鱼营养价值高，具有健脾和胃的功效，适合肠胃不适者食用。

【原料】

鲤鱼550克，蒜末、葱丝少许，盐2克，白糖6克，白醋10毫升，番茄酱、水淀粉、生粉、食用油各适量

【制作】

1 洗净的鲤鱼切上花刀，滚上生粉。

2 热锅注油烧热，放入鲤鱼，搅匀，用小火炸至两面熟透，捞出。

3 锅底留油，爆香蒜末，注入清水，加入少许盐、白醋、白糖、番茄酱拌匀，倒入水淀粉，搅拌均匀，至汤汁浓稠，盛出汤汁浇在鱼身上，点缀上葱丝即可。

草鱼

【性味】性温，味甘
【归经】归肝、胃经

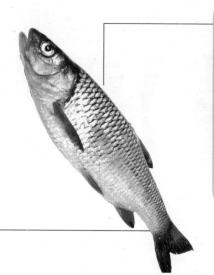

营养分析含量表
（每 100 克含量）

热量	473千焦
糖类	0克
蛋白质	16.6克
脂肪	5.2克
膳食纤维	0克

用量
100 克 / 每天

食 疗 功 效

草鱼能够祛除脾胃寒气，可辅助治疗脾胃虚弱及慢性胃炎等症。草鱼中还含有脂肪酸，可抑制癌细胞扩散，长期食用可预防肠炎、肠癌等肠管疾病。草鱼中的硒能促进黏膜的修复和溃疡的愈合，可预防胃炎、胃溃疡等消化系统病变。

实 用 小 偏 方

①草鱼和大蒜煮食，对脚气病有食疗功效。
②草鱼加葱或香菜煮食，可治疗风虚头痛。

人 群 宜 忌

一般人群均可食用，尤其适合冠心病、高血压、高血脂患者食用。水肿、肺结核、风湿、头疼患者以及气虚者、女子经期不宜食用。

搭配宜忌

宜
草鱼 + 豆腐 ➡ 增强免疫力
草鱼 + 鸡蛋 ➡ 温补强身

忌
草鱼 + 甘草 ➡ 易中毒
草鱼 + 西红柿 ➡ 降低营养价值

浇汁草鱼片

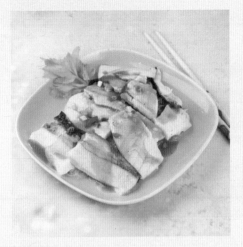

【调理功效】 本品有通便润肠、开胃消食的功效。

【原料】

草鱼肉片320克，水发粉丝、姜片、葱条各少许，盐3克，胡椒粉2克，料酒、陈醋、白糖、水淀粉、食用油各适量

【制作】

1　沸水锅中倒入粉丝，煮至变软，捞出装盘。

2　用油起锅，爆香姜片、葱条，注入清水，加入少许盐、料酒拌匀，放入草鱼片，烧开后煮约5分钟，捞出鱼片，放在粉丝上，摆好盘。

3　锅中注水烧热，加入盐、白糖、陈醋、胡椒粉、水淀粉，调成味汁，浇在鱼片上即可。

葱椒鱼片

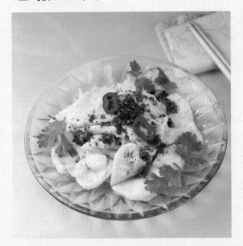

【调理功效】 此菜含有蛋白质、不饱和脂肪酸、钙、磷、铁等营养成分，具有促进血液循环、滋补开胃等多种作用。

【原料】

草鱼200克，鸡蛋清、生粉、花椒、葱花各少许，盐、鸡粉各2克，食用油适量

【制作】

1　用油起锅，倒入花椒，用小火炸香，盛出炒好的花椒。

2　洗好的草鱼肉去除鱼皮，切片，装碗，加少许盐、鸡蛋清、生粉，拌匀，腌渍约15分钟。

3　将花椒、葱花剁碎，制成葱椒料，装入碗中，加盐、鸡粉调成味汁。

4　锅中注水烧开，放入鱼片，煮熟捞出，装入盘中，浇上味汁即成。

山楂

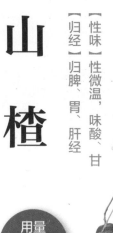

【性味】性微温，味酸、甘

【归经】归脾、胃、肝经

用量
10~15 克 /
每天

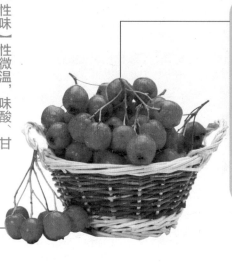

营养分析含量表
（每 100 克含量）

热量	397.7千焦
糖类	22克
蛋白质	0.5克
脂肪	0.6克
膳食纤维	2.9克

食 疗 功 效

山楂含有的酸性成分能增加胃酸分泌、增加酶的活性，具有开胃消食的作用，尤其对消除肉食积滞效果更好。但是胃酸分泌过多者则不宜食用，会对胃黏膜造成不良刺激。另外，山楂还有抗菌的作用，对辅助治疗腹痛、腹泻有较好的效果。

人 群 宜 忌

山楂适合食积腹胀、消化不良、食欲不振、高血压、高血脂、糖尿病患者食用。不适合脾胃虚弱、胃酸过多、消化性溃疡、肠炎等患者食用。

实 用 小 偏 方

①山楂加糯米制成山楂粥，能开胃消食、化滞消积、活血化瘀、收敛止痢，适于食积腹胀、消化不良、腹痛泄泻患者食用。

②对于吃肉或油腻食物后感到腹部饱胀的人，可以吃些山楂、山楂片或山楂丸等，均可起到消食的作用。

搭配宜忌

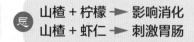

宜　山楂＋兔肉 ➡ 补益气血
　　山楂＋杜仲 ➡ 降血压

忌　山楂＋柠檬 ➡ 影响消化
　　山楂＋虾仁 ➡ 刺激胃肠

山楂陈皮茶

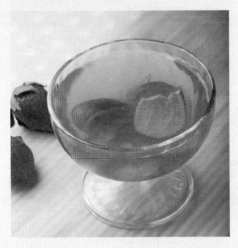

【调理功效】此茶能提升食欲，对轻微的腹痛、腹泻也有改善作用。

【原料】

鲜山楂50克，陈皮10克，冰糖适量

【制作】

1 将洗净的山楂去梗，再切开，去除果核，把果肉切成小丁块，备用。

2 砂锅中注入适量清水烧开，撒上洗净的陈皮，倒入切好的山楂。

3 盖上盖，煮沸后用小火煮约15分钟，至食材析出有效成分。

4 揭盖，加入适量冰糖，搅拌匀，用中火续煮一会儿，至冰糖完全溶化，关火后盛出即可。

山楂鱼块

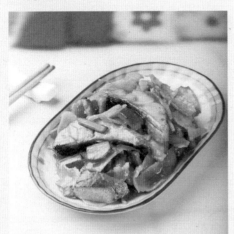

【调理功效】鱼肉所含的氨基酸比例接近人体需要，容易被人体消化吸收。本品尤其适合胃功能不佳者食用。

【原料】

山楂90克，鱼肉200克，陈皮4克，玉竹30克，姜片、葱段各少许，盐3克，生抽7毫升，白糖、水淀粉、食用油各适量

【制作】

1 玉竹洗净切小块；陈皮洗净去除白络，切小块；山楂去核切块；鱼肉切块，加盐、生抽，腌渍10分钟。

2 热锅注油，放入鱼块炸至金黄色，捞出；锅底留油，爆香姜片、葱段，加入陈皮块、玉竹块、山楂块，加入少许清水，调入生抽、盐、白糖、水淀粉，倒入鱼块，炒匀入味。

香蕉

【性味】性寒，味甘
【归经】归脾、胃、大肠经

用量
100克/每天

营养分析含量表
（每100克含量）

热量	380.9千焦
糖类	22克
蛋白质	1.4克
脂肪	0.2克
膳食纤维	1.2克

食 疗 功 效

香蕉属碱性食物，能缓和胃酸的刺激，保护胃黏膜。香蕉中的钾参与糖类和蛋白质代谢，有利于维持体内酸碱平衡，可预防腹泻、呕吐、肠肌无力等。香蕉富含膳食纤维，可促进肠胃蠕动、预防便秘。

人 群 宜 忌

香蕉性偏寒、味甘，不适合慢性肠炎、虚寒腹泻、大便溏薄、急性肾炎、慢性肾炎、风寒感冒、糖尿病患者，以及胃酸过多、女子月经来潮期间食用。

实 用 小 偏 方

①将3根香蕉带皮炖烂吃，早、晚各一次，可辅助治疗肺热喘咳。
②熟透的鲜香蕉1～2根，剥去外皮，每天睡前及起床后各吃一次，可改善便秘症状。
③香蕉皮100克，水煎，一次喝完，可解酒。
④用香蕉1～2根，与冰糖炖服，每日1～2次，连服数日，对肺热咳嗽效果佳。

搭配宜忌

宜
香蕉＋燕麦 ➡ 改善睡眠
香蕉＋柠檬 ➡ 保护心脏

忌
香蕉＋芋头 ➡ 引起腹胀
香蕉＋红薯 ➡ 引起身体不适

香蕉猕猴桃汁

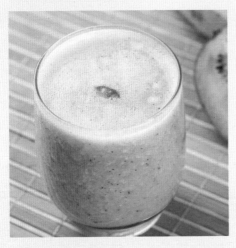

【原料】

香蕉120克，猕猴桃90克，柠檬30克

【制作】

1　香蕉去皮，切成小块。

2　洗净的柠檬切成小块。

3　洗好的猕猴桃去皮，取果肉切成块，备用。

4　取榨汁机，倒入切好的水果。

5　加入适量纯净水，盖上盖，选择"榨汁"功能，榨取果汁即可。

【调理功效】香蕉中含有一种化学物质，可以预防胃溃疡的发生。猕猴桃有解热、止渴、通淋、健胃的功效。

香蕉蜂蜜牛奶

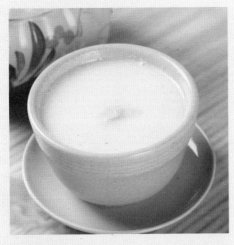

【原料】

香蕉1根，牛奶60毫升，蜂蜜20克

【制作】

1　洗净的香蕉去除果皮，取果肉切成小块，装入盘中，待用。

2　砂锅中注入适量清水烧开，倒入切好的香蕉，拌匀，煮至沸。

3　注入牛奶，加入蜂蜜，搅拌匀，略煮片刻至其完全溶化。

4　关火后盛出煮好的甜汤即可。

【调理功效】本品具有清热润肠、促进消化的作用。

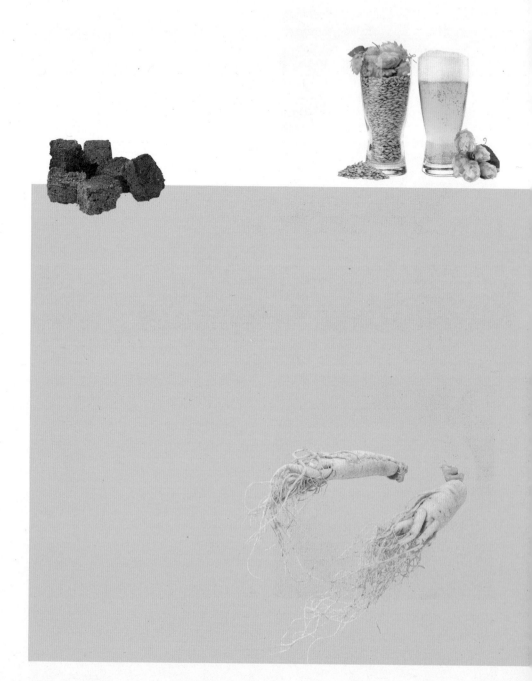

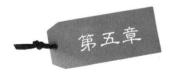

第五章

常见健胃养肠中药材，
让您的肠更健康

肠胃病的有效治疗方法是"三分吃药，七分调养"。从这句话中我们可以意识到，对于肠胃病来说，调养是至关重要的一个方面。那么，到底肠胃病患者应该从哪些方面入手调养好自己的肠胃呢？本章将为您阐述关于肠胃病的药茶调养、药膳调养。

鸡内金

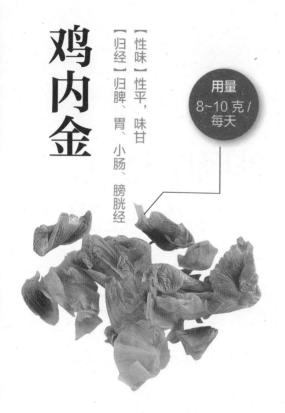

【性味】性平，味甘

【归经】归脾、胃、小肠、膀胱经

用量
8~10克/
每天

食 疗 功 效

鸡内金中富含的淀粉酶成分可以促进胃液分泌，提高胃酸浓度及消化能力，促进胃蠕动，加快胃排空，对呕吐反胃、泻痢、疳积等症有很好的疗效。鸡内金对消除各种消化不良的症状都有帮助，可减轻腹胀、肠内异常发酵、口臭、大便不成形等症状。

人 群 宜 忌

鸡内金有健脾胃、助消化的功效，适合消化不良、食欲不振、面色萎黄、形体消瘦、小儿疳积、食积胀满、遗尿患者食用。不适合胃酸过多者食用。

鸡内金茅根汤

【原料】

鸡内金10克，白术8克，白茅根15克，姜片少许

【制作】

1 砂锅中注入适量清水烧开，倒入备好的鸡内金、白术、白茅根、姜片。

2 盖上盖，烧开后用小火煮20分钟至药材析出有效成分。

3 关火后揭开盖，盛出煮好的药液，倒入杯中即可。

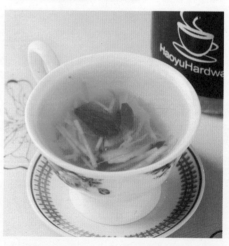

【调理功效】鸡内金是常用的治疗胃病的中药，本品有补脾、益胃的作用。

鸡内金山楂炖牛肉

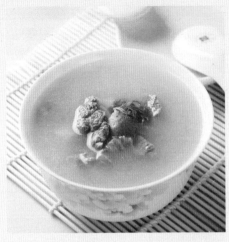

【调理功效】 鸡内金有增加胃液分泌量和提高胃肠消化能力的作用。山楂则是开胃消食的佳品。

【原料】

牛肉170克，鲜山楂95克，鸡内金、姜片各少许，料酒6毫升，盐、鸡粉各2克

【制作】

1 洗净的山楂去核，把果肉切小块；洗好的牛肉切片。

2 沸水锅中倒入牛肉，焯去血水，捞出。

3 砂锅中注入清水烧开，倒入鸡内金、姜片、山楂、牛肉，淋入料酒，烧开后用小火煮1小时至食材熟透。

4 最后加入盐、鸡粉调味即可。

鸡内金赤豆粥

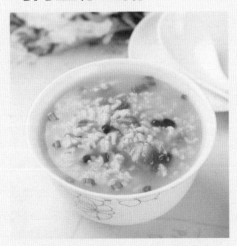

【调理功效】 赤豆有健胃生津的作用。本品能改善呕吐反胃、消化不良等症。

【原料】

水发大米140克，水发赤豆75克，葱花少许，鸡内金少许

【制作】

1 砂锅中注入适量清水烧开。

2 倒入备好的鸡内金、赤豆，放入洗好的大米，拌匀。

3 盖上盖，煮开后用小火煮30分钟至熟，揭盖，搅拌均匀。

4 关火后盛出煮好的赤豆粥，撒上葱花即可。

白术

【性味】性温，味苦、甘

【归经】归脾、胃经

用量
10~15克/
每天

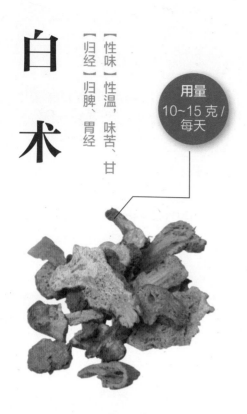

白术中以苍术酮为主要成分的挥发油，有调节肠管功能的作用，能增强机体的消化和吸收功能，对脾胃虚弱、食欲不振、慢性腹泻等症有疗效。白术还可以健胃，对止呕、止泻有一定的作用。

白术适合脾虚食少、腹胀泄泻、消化吸收功能低下、食欲不振、自汗盗汗、小儿流涎、怠倦无力者食用。不适合阴虚燥渴、胃胀、气滞饱闷者食用。

【原料】

水发大米150克，白术、陈皮各适量

【制作】

1 砂锅中注入适量清水烧开，倒入洗净的白术、陈皮。

2 放入洗好的大米，拌匀。

3 盖上盖，烧开后用小火煮30分钟至熟。

4 揭盖，拣出白术、陈皮。

5 关火后盛出煮好的粥即可。

白术陈皮粥

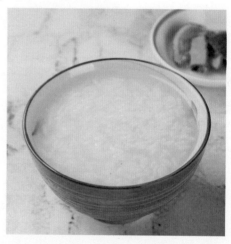

【调理功效】白术可健脾胃、助消化、止泻。白术搭配大米煮粥，养胃效果更佳。

白术党参猪肘汤

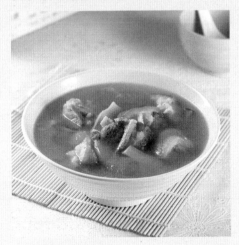

【调理功效】猪肘含有较多的蛋白质，被人体消化吸收后，能滋养肠胃。本品对消化吸收功能低下者有食疗作用。

【原料】

猪肘500克，白术、党参各10克，姜片15克，枸杞8克，盐、鸡粉各2克，料酒7毫升，白醋10毫升

【制作】

1 锅中注水烧开，倒入猪肘，淋入白醋，轻轻搅动，煮约2分钟，去除血渍后捞出。

2 砂锅中注水烧开，倒入白术、党参、枸杞、姜片、猪肘，拌匀，淋上料酒，煮约40分钟，加入少许盐、鸡粉，搅匀调味，续煮一会儿，至汤汁入味即可。

白术淮山猪肚汤

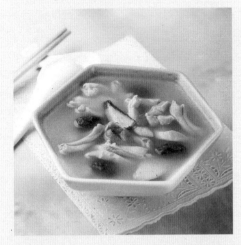

【调理功效】本品有补气健胃、助消化的作用。

【原料】

白术10克，淮山30克，红枣20克，枸杞15克，猪肚400克，盐3克，鸡粉2克，料酒10毫升，胡椒粉适量

【制作】

1 将处理干净的猪肚切条。

2 锅中注入清水烧开，倒入猪肚，焯去血水，捞出，沥干。

3 砂锅中注入清水烧开，放入洗净的白术、淮山、红枣、枸杞，倒入猪肚，淋入料酒。

4 盖上盖，烧开后用小火炖1小时，放入盐、鸡粉、胡椒粉调味即成。

麦芽

【性味】性平，味甘

【归经】归脾、胃经

用量
10~20克/
每天

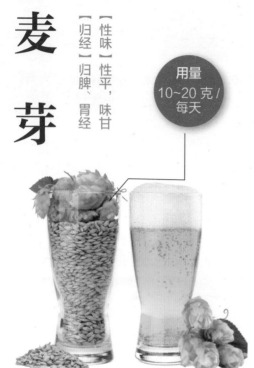

食 疗 功 效

麦芽中的淀粉酶、B族维生素等成分，可以增进胃肠的消化功能，具有开胃消食的作用，特别是对由于过量食用米面类食物引起的食积不消、腹胀等症有很好的食疗功效。

人 群 宜 忌

麦芽性平、味甘，有行气消食、健脾开胃的功效，适合食积不消、脘腹胀满、食欲不振、呕吐泄泻者食用。不适合痰火哮喘、脾胃虚弱者食用，孕期、哺乳期女性忌食。

山楂麦芽消食汤

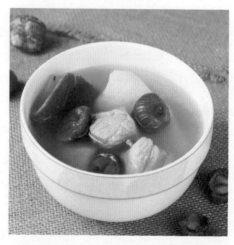

【原料】

瘦肉150克，麦芽、山楂各15克，蜜枣10克，陈皮1片，淮山1片，姜片、盐各2克

【制作】

1 洗净的瘦肉切块。

2 锅中注入清水烧开，倒入瘦肉，煮片刻，捞出，沥干水分。

3 砂锅中注入清水，倒入瘦肉、姜片、陈皮、蜜枣、麦芽、淮山、山楂，拌匀。

4 加盖，大火煮开后转小火煮3小时至有效成分析出，加入少许盐调味即成。

【调理功效】中医认为，猪肉性平味甘，有润肠胃的作用。麦芽有开胃消食、健脾通乳、消肿利尿等作用。

麦芽淮山煲牛肚

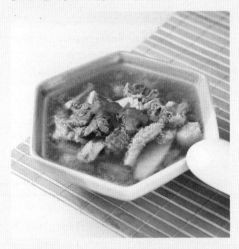

【调理功效】淮山有改善脾胃虚弱的作用。麦芽对食积不消、食欲不振等症状有改善作用。

【原料】

牛肉、牛肚各200克，麦芽20克，淮山45克，鸡粉、盐各2克，料酒适量

【制作】

1 将处理干净的牛肚切片；洗净的牛肉切片。

2 锅中注水烧开，倒入牛肚片、牛肉片，焯去血水，捞出，沥水。

3 锅中水烧开，放入麦芽、淮山，淋入料酒，倒入牛肚、牛肉。

4 盖上盖，烧开后用小火炖2小时至熟烂；揭开盖，放入鸡粉、盐拌匀，略煮至入味，盛出即可。

山药麦芽鸡汤

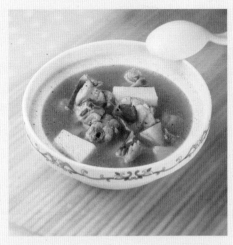

【调理功效】麦芽对胃酸的分泌有轻度的促进作用，可健胃消食。用麦芽等来煲鸡汤，能滋补强身、改善消化功能。

【原料】

山药丁200克，鸡肉块400克，麦芽、姜片各20克，神曲10克，蜜枣1颗，盐3克，鸡粉2克

【制作】

1 锅中注水烧开，倒入鸡块，焯去血水后捞出。

2 砂锅中注入清水烧开，放入蜜枣、麦芽、神曲、姜片，倒入煮好的鸡块，搅拌匀。

3 盖上盖，烧开后用小火煮20分钟，放入山药丁，续煮20分钟，至山药熟透，放入盐、鸡粉调味即可。

茯苓

【性味】性平，味甘、淡

【归经】归心、肺、脾、肾经

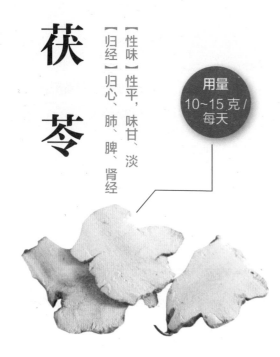

用量
10~15克/
每天

食 疗 功 效

茯苓可健脾祛湿，帮助消化，对食少便溏、消化不良等症有较好的食疗功效；茯苓还有松弛消化道平滑肌的作用，可抑制胃酸分泌，对消化道溃疡有预防功效。此外，茯苓的镇静作用虽不及茯神，但仍可用于镇静安神。

人 群 宜 忌

茯苓适合小便不利、脾虚食少、大便泄泻、水肿腹胀者服用，还能调节免疫功能，适合免疫力下降的人食用。肾虚多尿、津伤口干者不宜服用。

【原料】

黄芪10克，茯苓12克，水发薏米60克，白糖15克

【制作】

1 砂锅中注入适量清水烧开。

2 倒入洗净的黄芪、茯苓、薏米。

3 盖上盖，烧开后用小火炖20分钟，至其析出有效成分。

4 揭开盖，放入备好的白糖，拌匀，略煮片刻，至白糖溶化，关火后盛出煮好的汤料即可。

黄芪茯苓薏米汤

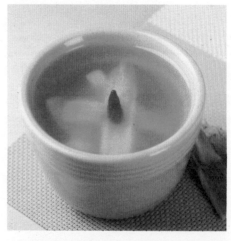

【调理功效】茯苓是一种健脾和胃、祛湿利水的中药材。薏米有利水、消肿、健脾胃的作用。此汤是健脾胃的佳品。

茯苓胡萝卜鸡汤

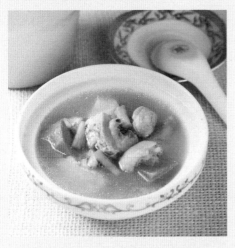

【调理功效】胡萝卜是补益肠胃、降血压的食材。鸡肉对脾胃气虚有改善作用。本品有健胃养胃的功效。

【原料】

鸡肉块500克，胡萝卜100克，茯苓25克，姜片少许，料酒16毫升，盐、鸡粉各2克

【制作】

1 洗净去皮的胡萝卜切成小块。

2 锅中注水烧开，倒入洗好的鸡肉块，淋入料酒，焯去血水，捞出。

3 砂锅中水烧开，放入姜片、茯苓、鸡肉块、胡萝卜块，淋入料酒。

4 小火炖煮1小时至熟透，加入盐、鸡粉，拌匀调味即可。

茯苓红枣粥

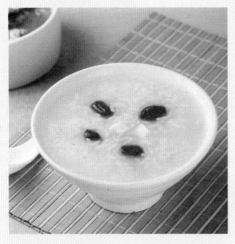

【调理功效】本品是养胃佳品，有健脾益胃、补气养血等作用，还能促进消化。

【原料】

水发大米180克，红枣30克，茯苓15克，白糖25克

【制作】

1 砂锅中注入适量清水烧开，倒入洗净的大米，搅拌匀。

2 放入洗好的红枣、茯苓，搅拌匀，盖上盖，用小火煮30分钟，至食材熟透。

3 揭盖，加入白糖，搅拌匀，煮至溶化，关火后盛出煮好的粥，装入汤碗中即成。

人参

[性味] 性平,味甘

[归经] 归脾、肺经

用量
10 克 / 每天

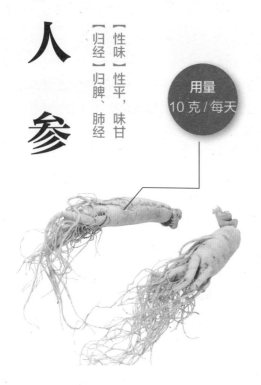

食 疗 功 效

人参富含多种氨基酸、人参酸、挥发油、胆碱、葡萄糖、麦芽糖、人参皂苷、维生素B_1、维生素B_2等成分,有健脾益肺的功效,适合食欲不振、消瘦、大便溏泄、虚脱、口渴多汗、腹泻等病症患者食用。

人 群 宜 忌

人参有大补元气、健脾益肺的功效,适合气血不足、食欲不振、体虚、惊悸、健忘、头昏、贫血、神经衰弱者食用。不适合实证、热证而正气不足者食用。

滋补人参鸡汤

【原料】

山鸡块350克,红枣20克,姜片15克,人参片、黄芪各10克,盐少许,料酒7毫升

【制作】

1 锅中注水烧热,倒入洗净的山鸡块,焯去血水,捞出。

2 砂锅中注水烧开,放入山鸡块、姜片、红枣、人参片、黄芪,淋入料酒提味。

3 盖上盖,煮沸后用小火煮约1小时,至食材熟透;揭盖,加入盐,拌匀调味,转中火煮一会儿即可。

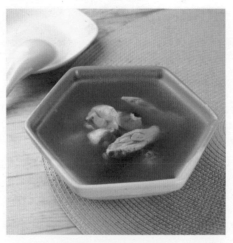

【调理功效】人参是滋补珍品,本品能改善食欲不振、脾胃虚弱等症。

人参煲乳鸽

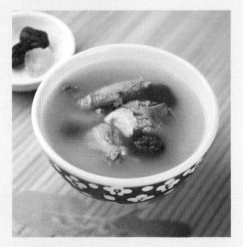

【调理功效】人参含有促进胃肠功能的成分，能使人体的消化吸收功能变强。

【原料】

乳鸽肉350克，红枣25克，姜片、人参片各10克，盐3克，胡椒粉少许，料酒8毫升

【制作】

1 锅中注入清水烧开，倒入乳鸽肉，拌匀，淋入适量料酒，焯去血水，捞出食材，沥干水。

2 砂锅中注入清水烧开，倒入乳鸽肉，撒上姜片，放入红枣、人参片，拌匀，淋入料酒。

3 煮沸后用小火煮约1小时，加盐、胡椒粉调味即可。

人参核桃甲鱼汤

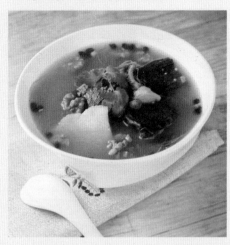

【调理功效】甲鱼对于健脾养胃很有帮助，有改善胃肠功能的作用。此汤对于体虚、胃肠功能紊乱者有帮助。

【原料】

甲鱼500克，核桃20克，人参、五味子各8克，甘草、淮山各3克，杏仁10克，陈皮、葱段、姜片各少许，料酒10毫升，盐2克，胡椒粉少许

【制作】

1 锅中注水烧开，倒入洗好的甲鱼、葱段，淋入适量料酒，焯去血水，捞出。

2 砂锅中注水烧开，放入姜片和药材，倒入焯过水的甲鱼、核桃，淋入料酒，用小火煮1小时至熟透。

3 加入盐、胡椒粉均匀调味即可。

党参

【性味】性平，味甘

【归经】归脾、肺经

用量
15克/每天

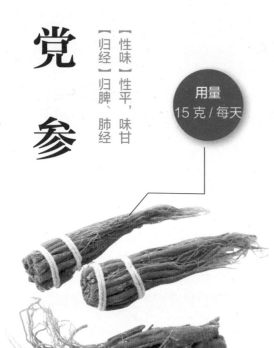

食 疗 功 效

党参中的皂苷成分能够调节肠管运动，防治胃肠功能紊乱，多糖成分则可以降低胃液、胃酸分泌和胃蛋白酶活性，有效保护胃黏膜，具有防治胃溃疡的作用。党参还能提高中枢神经系统的兴奋性，减轻疲劳感。

人 群 宜 忌

党参比较适合体质虚弱、气血不足、病后或产后体虚、脾胃气虚、神疲怠倦及慢性肾炎蛋白尿者食用。但是气滞、肝火盛者禁用。

【原料】

瘦肉180克，党参20克，红枣30克，田七10克，姜片、葱段各少许，盐少许

【制作】

1 将洗净的瘦肉切条，再切大块。

2 锅中注入清水烧开，倒入瘦肉块煮约2分钟，去除血水，捞出，沥干。

3 砂锅中注入清水烧热，倒入瘦肉块、党参、红枣和田七，撒上姜片、葱段，拌匀。

4 盖上盖，烧开后转小火煮约120分钟；揭盖，加入盐，拌匀，改大火略煮，至汤汁入味即可。

田七党参肉汤

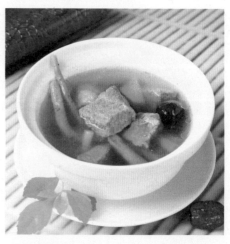

【调理功效】瘦肉是常见的营养食材，具有滋补肠胃、补血益气等作用。

北芪党参炖鹌鹑

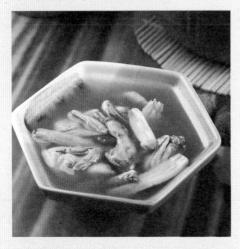

【原料】

鹌鹑（人工养殖）180克，姜片少许，北芪20克，党参20克，盐3克，料酒12毫升

【制作】

1　将处理干净的鹌鹑斩成块。

2　锅中注入清水烧开，放入鹌鹑，加入少许料酒，大火烧开，煮至变色，捞出。

3　砂锅中注入清水烧开，放入洗净的党参、北芪、鹌鹑，加入少许姜片，倒入料酒，用小火炖40分钟，最后加入盐，搅匀调味即可。

【调理功效】党参可以帮助肠胃吸收和消化食物，能改善消化不良的症状。鹌鹑有滋补作用。

党参胡萝卜猪骨汤

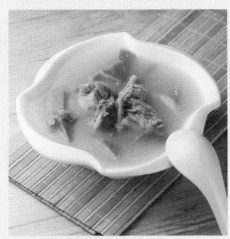

【原料】

猪骨300克，胡萝卜200克，党参15克，姜片20克，盐、鸡粉各2克，胡椒粉1克，料酒10毫升

【制作】

1　将胡萝卜洗净，切丁。

2　锅中注水烧开，倒入洗净的猪骨拌匀，煮至变色，捞出。

3　砂锅中注水烧开，放入党参、姜片、猪骨，淋入料酒，拌匀。

4　烧开后用小火煮约30分钟，倒入胡萝卜丁拌匀，再煮15分钟，加盐、鸡粉、胡椒粉拌匀调味即可。

【调理功效】此汤具有润肠胃、生津液、补中益气的作用。

神曲

【性味】性温，味苦

【归经】归脾、胃、大肠经

用量
15克/每天

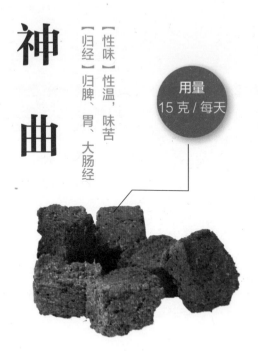

食 疗 功 效

神曲含有酵母菌、挥发油、苷类、脂肪油及B族维生素等，有健脾消食、理气化湿的功效，用于治疗脾胃虚弱、伤食胸痞、腹痛吐泻、痢疾、感冒头痛等病症。

人 群 宜 忌

神曲性温、味苦，适合脾胃虚弱、消化不良、腹痛吐泻、痢疾、感冒头痛等病症者食用。不适合脾阴虚、胃火盛者食用。此外，神曲能落胎，孕妇忌食。

【原料】

姜片10克，神曲少许，白糖6克

【制作】

1 砂锅中注入适量清水烧开。

2 倒入姜片、神曲，煮约3分钟，至其析出有效成分。

3 转小火，加入白糖，拌匀，煮至溶化即可。

姜糖神曲茶

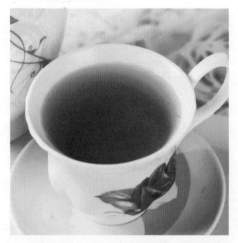

【调理功效】姜有开胃消食、温中散寒等作用。本品可用于治疗肠炎、痢疾等症。

—